2014

Henning Lehmann
Bastian

Tænder sætter spor

Tandlægen som detektiv. Forfatteren gennemgår rets-odontologien, som er en disciplin, der er ukendt for de fleste.

© 2014 Henning Lehmann Bastian

Forlag: BoD – København, Danmark

Fremstilling: BoD – Norderstedt, Tyskland

ISBN 978-87-7145-877-0

Henning Lehmann Bastian er uddannet tandlæge og videreuddannet som specialist i kæbekirurgi. Forfatteren var i mange år chef for Kæbekirurgisk afdeling på Odense Universitetshospital og ekstern lektor ved Århus Tandlægeskole. Han har i mange år været censor i faget Oral kirurgi, oral medicin og oral patologi ved tandlægeskolerne i Århus og København. Han er fagredaktør af internetsitet www.tandogmund.dk. Han har desuden virket som Retsodontolog i samarbejde med Retsmedicinsk Institut, Odense Universitet fra 1974 til 2013.

Han har tidligere udgivet bogen "Oral medicin" og børnebøgerne "Tandsylvanien" og "Tandsylvanien Zoo" samt skrevet tandlægefaglige kapitler i "Sår" og mere end hundrede artikler hovedsagelig i danske, men også i udenlandske tidsskrifter.

Forord

Bogen skal ses som en introduktion til Retsodontologien for tandlæger, læger, tandlægestuderende, lægestuderende og politifolk med interesse i emnet. Desuden håber jeg, at andre med interesse i faget kan få indblik i, hvorledes tandlæger medvirker til identifikation og andre forhold omkring dødfundne personer.

Hvad er retsodontologi og hvad er en retsodontolog?

Bogen kunne også have heddet "Vis mig dine tænder, og jeg skal sige dig, hvem du er".

Retsodontologi er den del af odontologien (tandlæge-videnskaben), som beskæftiger sig med at anvende den odontologiske videnskab på den borgerlige ret og kriminalretten.

I dette århundrede er nødvendigheden af metoder til identifikation af ukendte dødfundne steget betydeligt pga. den større mobilitet og rejselyst blandt folk.

Fra den amerikanske uafhængighedskrig er der et berømt tilfælde af identifikation ved hjælp af tænder. Det var i forbindelse med slaget ved Bunker's Hill, hvor generalmajor Joseph Warren blev skudt 17. juni 1775 og af briterne begravet i en massegrav. Ni måneder senere, da briterne var blevet tvunget til at forlade Boston, foranstaltede general Warrens venner, at man fik gravet ligene op. Warrens ven, sølvsmeden Paul Revere, der også fungerede som tandlæge identificerede ham på to små kunstige tænder lavet af elfenben, som han havde sat fast med en tynd metaltråd året før. Han kunne nu få en værdig begravelse.

Allerede i 1897 havde franske tandlæger som de første været med til at identificere lig på grundlag tænderne og de afdødes journaloptegnelser fra deres tandlæge. Det var ved en brand i Bazar de la Charité i Paris. Bazaren var en årligt tilbagevendende godgørende begivenhed og var velbesøgt af det parisiske aristokrati. Der omkom 126 personer, heraf mange kvinder fra aristokratiet. Den mest berømte af dem var Hendes Kongelige Højhed hertuginden af Alançon, født Sophie Charlotte af Bayern. Hun var søster til den berømte kejserinde Sisi, gift med kejser Franz Joseph af Østrig-Ungarn.

Branden i 1897

Velgørenhedsbazaren blev holdt i et 80 gange 13 meter stort træskur i Rue-Jean Goujon 17, i 8'ende arrondissement i Paris. Inde i træskuret havde man bygget en fantasiverden, en parisisk middelaldergade i træ, pap, stof og papmache. Ingen udgange var afmærket. En ny attraktion dette år var levende billeder projekteret op på en skærm ved hjælp af Lumière-brødrenes nye teknologi cinematografen, som var blevet præsenteret første gang den 22. marts 1895 i 44 Rue des Rennes i Paris ved et møde for industrifolk. Filmen var lavet til lejligheden og viste arbejdere ved Lumière-fabrikken. Der var ikke installeret elektricitet i barakken, så operatøren fik lys af æter og ilt i stedet for. Det skabte en voldsom eksplosiv stikflamme, og der gik ild i bazaren, og stor panik opstod. Foruden 126 dræbte var der 200, som blev såret. Direktøren og hans kone på det nærliggende Hôtel du Palais hjalp mange i sikkerhed gennem hotellets køkken. Branden blev starten på retsodontologien.

Herhjemme bistod enkelte tandlæger fra Tandlægeskolen politiet i arbejdet med at identificere dødfundne på grundlag af tænder. I 1954 blev retsodontologi oprettet som selvstændigt fag ved

Tandlægeskolen i København, men skulle doceres sammen med "social odontologi".

Den 1. jan. 1964 blev der oprettet en selvstændig "Afdeling for Retsodontologi". I 1993 blev afdelingen overflyttet til retsmedicinsk Institut, retspatologisk afdeling under betegnelsen "Retsodontologisk-Antropologisk enhed".

I 1968 foreslog den internationale tandlægeorganisation FDI (Federation Dentaire Internationale) at retsodontologi blev oprettet på alle større universiteter som selvstændigt fag. Det er dog langt fra gået som ønsket.

I Danmark er faget efter en kort opblomstring på Københavns Tandlægeskole i 1960'erne og 1970'erne under den meget dynamiske og entusiastiske lektor Søren Keiser-Nielsen igen blevet nedprioriteret. Keiser-Nielsen var en stor, internationalt anerkendt kapacitet på området. Han startede med at interessere sig for faget i 1947, og sammen med professor P.O. Pedersen deltog han ved identifikationen af ofrene for flykatastrofen i Kastrup i 1947, hvor 22 personer omkom. Det var et KLM-fly, som kom fra Amsterdam og efter mellemlanding i

Kastrup skulle videre til Stockholm. 3 passagerer forlod flyet i København, og 12 nye passagerer steg ombord, heriblandt flere kendte personer, bl.a. den 40-årige svenske tronarving prins Gustav Adolf og hans adjudant, grev Stenbock. Prinsen, som var far til Sveriges nuværende konge Carl XVI Gustaf, havde været på privat besøg hos prins Bernhard af Holland. Desuden var der et stort presseopbud for at tage afsked med den amerikanske sangerinde Grace Moore og hendes akkompagnatør, som havde optrådt i K.B.- hallen for et meget begejstret publikum og en fyldt hal. Sangerinden Gerda Neumann og hendes mand, direktør Jens Dennow, havde spist sammen med Grace Moore efter koncerten og ville følge parret til Stockholm. Gerda Neumann havde sin 4-årige nevø Berth Louis i hånden; han skulle med til Stockholm. Efter klargøring af maskinen, bl.a. aftagning af låseanordningerne på vingerne, kørte maskinen ud til start på bane 04. Mange mennesker stod i Vilhelm Lauritzens terminal for at tage afsked med de prominente gæster. Meget kort tid efter start steg maskinen meget kraftigt og stod næsten lodret i luften, inden den med fyldte tanke styrtede mod jorden. Fra havnekontoret blev der omgående trykket på alarmknappen, men alle 22 ombordværende var dræbt øjeblikkeligt i den eksplosionsagtige brand. Redningsarbejdet gav anledning til megen selvransagelse, da der viste sig at være en del mangler i beredskabet. Ligeledes blev årsagen til styrtet omgærdet af mange spekulationer og beskyldninger omkring, hvor der var sket fejl.

Keiser-Nielsen og professor P.O. Pedersen sikrede, at faget blev oprettet som et selvstændigt fag ved Tandlægeskolen. Keiser-Nielsen etablerede et tæt samarbejde med Rigspolitiets eftersøgningstjeneste, og han foranstaltede en aftale med Luftfartsdirektoratet om, at alt flyvende personel skulle røntgenregistreres på tænderne.

Sidst i 70'erne oprettedes Dansk Retsodontologisk Forening, og der kom en smule struktur på uddannelsen til retsodontolog. Det var dog stadig helt frivilligt at uddanne sig, og uddannelsen foregik naturligvis i fritiden og for færdiguddannede tandlæger. Uddannelsen er stadig frivillig og ustruktureret.

En retsodontolog medvirker på politimesterens anmodning og i samarbejde med retsmedicineren til at bidrage med viden om en dødfunden person. Det kan være til identifikation eller til at kaste lys over en forbrydelse. Drejer det sig om et selvmord eller et mord? Ofte er der efterladt et afskedsbrev, hvilket tyder på selvmord.

I moderne tid er retsodontologen også mere og mere blevet inddraget i aldersbestemmelse af indvandrere og asylansøgere.

Aldersbestemmelse op til 20-års-alderen er temmelig nøjagtig ved hjælp af tænder i udvikling. Der er udviklet mange forskellige metoder til på tænderne at vurdere alderen efter 20- årsalderen. Ingen af dem er helt tilfredsstillende, og de fleste kræver laboratoriefaciliteter.

Jeg havde engang en interessant sag om aldersbestemmelse af en mand, som var kommet til landet som værende sidst i 60'erne, hvorfor han var blevet tilkendt folkepension. Da man nogen tid senere fandt ud af, at han trænede teenagedrenge i fodbold i den lokale klub og var i bedre kondition end mange af drengene, besluttede man at teste hans alder. Det skete i samarbejde med en røntgenoverlæge. Vi kom frem til, at manden var midt i 40'erne. Dermed var hans status som folkepensionist overstået.

Retsodontologen vil altid virke sammen med retsmedicineren på et retsmedicinsk institut. De retsmedicinske institutter findes ved universiteterne i København, Aarhus og Odense. Desuden er der knyttet retsodontologisk ekspertise til rigspolitichefens eftersøgningstjeneste i tilfælde af katastrofer. I de fleste tilfælde kan en identifikation foretages af nære pårørende ved simpel genkendelse. Det er dog ikke uden problemer blot at lade pårørende identificere et lig. De fleste synes, at situationen er ubehagelig, og mange kigger væk i stedet for på liget. Ofte ser de pårørende på tøjet, og tøj kan man jo have lånt eller byttet. I tilfælde, hvor man ikke har nogen ide om, hvem afdøde er, kan man efterlyse pårørende ved at fremvise et billede i aviserne og håbe på, at der dukker bekendte op.

Langt den største del af arbejdet for den tandlæge, som beskæftiger sig med retsodontologi, består i at identificere dødfundne personer, adskille og identificere flere lig, samt bidrage med øvrige viden omkring mundhuleforhold og tandstatus, f.eks. i forbindelse med bidemærker på afdøde.

Det er naturligt, at de pårørende til en afdød presser på og er meget interesserede i at få lavet en sikker identifikation. I tilfælde af et kraftigt destrueret lig, hvor simpel genkendelse ikke er mulig, kan en optegnelse af ligets tandstatus sammenlignet med den kendte forsvundnes tandstatus på grundlag af tandlægejournaler ofte være meget hurtigt, billigt og helt sikkert. Hvis der ikke kan skaffes tilstrækkelige fælles fund til, at der alene på odontologisk grundlag kan foretages identifikation, så kan retsodontologen bidrage til at udelukke en person eller fastslå, at der ikke er noget til hinder for identifikation, og således bekræfte f.eks. retsmedicinerens fund.

Hvorfor er tandidentifikation stadig et vigtigt redskab, når man nu har DNA-identifikation og fingeraftryksidentifikation? Identifikation på grundlag af fingeraftryk kræver, at man har fingeraftrykket i en database, hvilket ikke er så almindeligt, medmindre personen har været i kontakt med politiet tidligere. DNA-identifikation kræver enten, at personen står i Rigspolitiets DNA-register, som blev oprettet i år 2000, eller at man har blodprøver fra en pårørende og DNA på den savnede. Det tager ca. 14 dage at få et DNA-svar, og metoden er 99,9 procent sikker. Set ud fra et identifikationssynspunkt kunne det være en ønskedrøm, at der blev lavet en tvungen DNA-registrering af alle.

Tandidentifikation er således hurtig, sikker og billig!

Det giver naturligvis en følelsesmæssig afklaring for de pårørende, at de får vished for, at døden er indtrådt, og at liget eller ligdelene kan begraves. Det kan også have stor betydning i forsikringsmæssig sammenhæng, at liget er identificeret. I modsat fald skal der udstedes en dødsformodningsdom, som tager flere år, og det betyder, at eventuelle forsikringssummer ikke kan udbetales. I et velorganiseret og gennemreguleret samfund som det danske er det naturligvis også vigtigt at holde mandtal og undgå identitetstyveri.

En rutinemæssig identifikation vil typisk forløbe således: Politiet finder en død person, som bringes til det retsmedicinske institut, hvor liget journaliseres, og retsmedicineren laver en obduktion. Samtidig tilkaldes retsodontologen der foretager en fuldstændig registrering af den ukendte persons tand- og mundforhold. Hvordan er tandbuerne i over-og underkæben, hvilke tænder er til stede, og hvilke mangler? Af de manglende tænder er det vigtigt at anføre, om de er mistet før eller efter dødens indtræden, eller om de stadig sidder skjult i kæben. Hvilke tænder har fyldninger, og hvilke flader er fyldt, hvilket materiale er brugt? Er der tænder, som er forsynet med kroner, og hvilken type er det? Rodbehandlede tænder har stor interesse, da rodforholdene kan være så specielle, at de kan være en afgørende brik i identifikationen. Hvis der er en delprotese, er retsodontologen interesseret i protesens udformning. Hvilke tænder erstatter den, hvorledes er bøjlernes udformning, og hvilket materiale er de lavet af? Er der tale om en støbt protese, eller er den af plastik? Er der behov for det, kan enkeltdele tages ud til røntgenfotografering. Alle data fra registreringen i mundhulen nedfældes i et skema, som indeholder data fra efter dødens indtræden; disse betegnes som postmortem data. Desuden fotodokumenteres alle karakteristika, da man ofte kun har én mulighed for at undersøge liget eller ligdelene.

Herefter kan der være 2 muligheder:

Hvis man har en mistanke om, hvem den afdøde er, har politiet allerede indhentet de nødvendige tandlægejournaler og røntgenbilleder. Politiet har gode muligheder her i landet for at skaffe de nødvendige data, da antallet af borgere, som frekventerer tandlægen, er på næsten 100 %. Tandlæger har journaliseringspligt, og med de nyeste elektroniske journaler sker der kun meget få fejl i tydningen af optegnelserne. Samtaler med pårørende vil ofte kunne give et fingerpeg om, hvilken tandlæge der er blevet benyttet, men også Den offentlige sygesikring ligger inde med oplysninger. CPR-nummeret vil afsløre de forskellige tandlæger, der har sendt regninger ind på patienten. Disse data fra før dødens indtræden kaldes antemortem data, og retsodontologen kan nu gå direkte til at sammenligne **antemortem og postmortem data**. For at der med fuldstændig sikkerhed alene på odontologisk grundlag kan sikres identifikation, skal der være mindst 12 sammenfaldende, ukarakteristiske data og ingen uforklarlige uoverensstemmelser. Interpol har nu udarbejdet standardskemaer til antemortem og postmortem data, hvilket kan bidrage til identifikation henover landegrænser og et mere sikkert internationalt samarbejde. Se Fig. 1.1. Skemaet bruges i kladdeform ved, at en hjælper nedfælder de fundne data direkte i et skema, som vist i Fig. 1.1a. De frie linjer bruges til detaljerede kommentarer om de enkelte tænder og fyldninger såsom materiale og form. Den første undersøgelse går ud på at markere, hvilke tænder der er til stede, og hvilke tænder der er trukket ud, samt hvilke tænder der kan være mistet efter dødens indtræden. Hos voksne kan der være tale om 28 blivende tænder samt højst 4 visdomstænder, i alt 32 tænder.

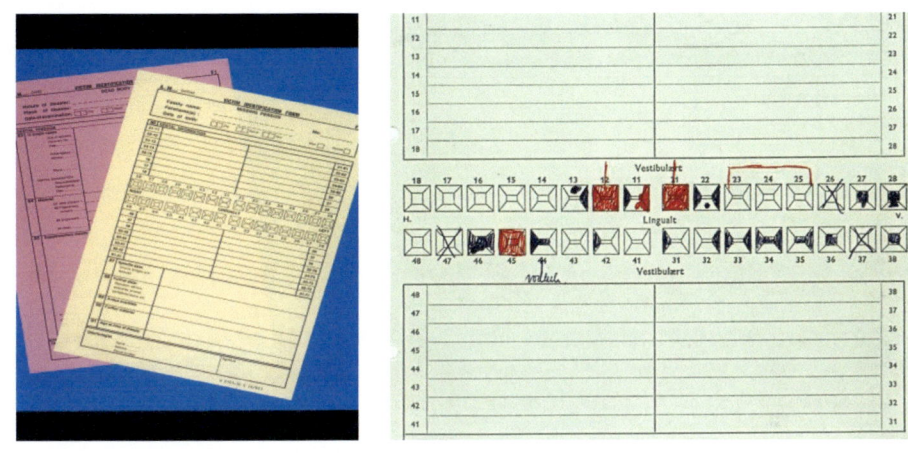

Fig. 1.1   Fig. 1.1a

Hvis man ikke har nogen mistanke om hvem afdøde er så skal postmortem materialet sendes til Rigspolitiets eftersøgningstjeneste, eller man kan rekvirere antemortem materiale hos eftersøgningstjenesten vedrørende anmeldte savnede. Rigspolitiets eftersøgningstjeneste indsamler alt relevant materiale om savnede personer og arkiverer dette, såfremt der senere skulle dukke et lig op, som matcher de indsamlede data. Hvis pårørende ligger inde med billeder af de savnede, kan dette også hjælpe ved identifikationen.

Retsodontologen kan ofte foruden en identifikation bidrage med andre værdifulde oplysninger, som kan være nyttige i politiets søgen efter et match.

Medfødte karakteristika:

Dette kan være sikre og afgørende fund. Kæberne kan være disharmoniske, som det ses i Fig. 1.2, der viser et stort underbid, eller der kan være knogleanomalier som vist i Fig. 1.3. Disse knogleudvækster kaldes Tori og kan findes flere steder i både overkæben og underkæben.

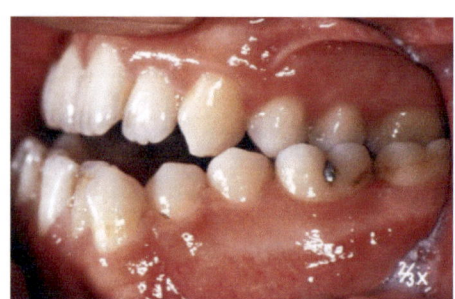 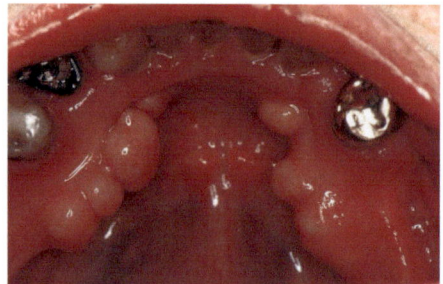

Fig. 1.2 Fig. 1.3

En del patienter mangler tænder fra fødslen, såkaldte agenesier eller undertal. Fig. 1.4 viser en person med mange tandmangler.

Enkelte tænder kan være misdannede ved fødslen. Fig. 1.5 viser en seksårstand, som er misdannet.

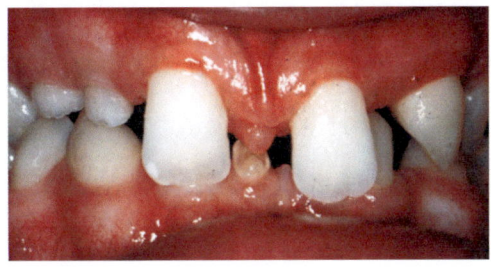
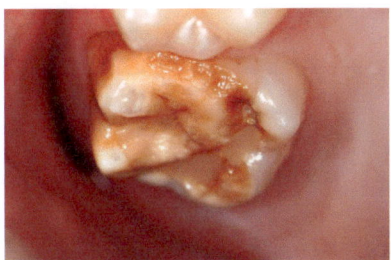

Fig. 1.4   Fig. 1.5

Der kan også være tale om systematiske overfladiske emaljemisdannelser, som det ses på Fig. 1.6. Misdannelsen i emaljen rammer alle tænderne. Tænder kan også være vokset sammen, som det ses på Fig. 1.7. Det drejer sig om nogle ekstra tandanlæg, som er sammensmeltet under udviklingen.

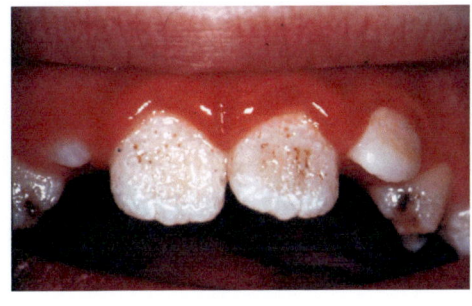
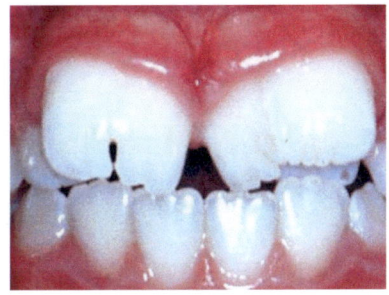

Fig. 1.6   Fig. 1.7

Et relativt hyppigt forekommende fænomen er mellemrum mellem fortænderne i overkæben Fig. 1.8. Det er udtryk for et misforhold mellem kæbens størrelse og tændernes størrelse, men kan også ses ved tandmangel. En sjældent forekommende lidelse, som rammer alle tænderne, er dentinogenesis imperfecta. Det er en medfødt defekt af tandbenet og ses ofte sammen med en lidelse i knoglerne, som hedder osteogenesis imperfecta. Fig. 1.9 viser, hvorledes tænderne er ødelagte. Tilstanden ses hos 1/8000 individer.

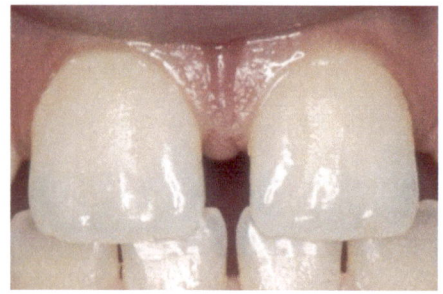 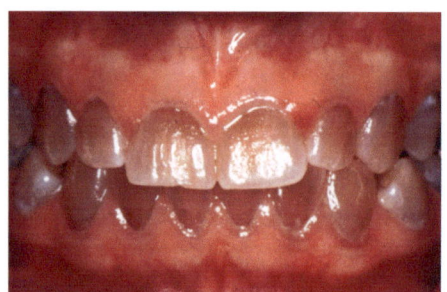

Fig. 1.8   Fig. 1.9

En anden, lige så invaliderende medfødt tilstand, hedder amelogenesis imperfcta og rammer emaljen på alle tænder, jf. Fig. 1.10. Tilstanden ses hos 1/16000 individer. Tandlægen kan også bidrage med at påvise afdødes etnicitet. Fig. 1.11 viser et etnisk betinget farvet tandkød.

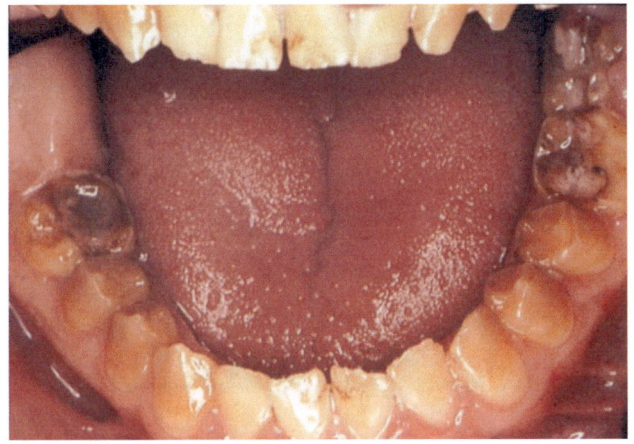

Fig. 1.10

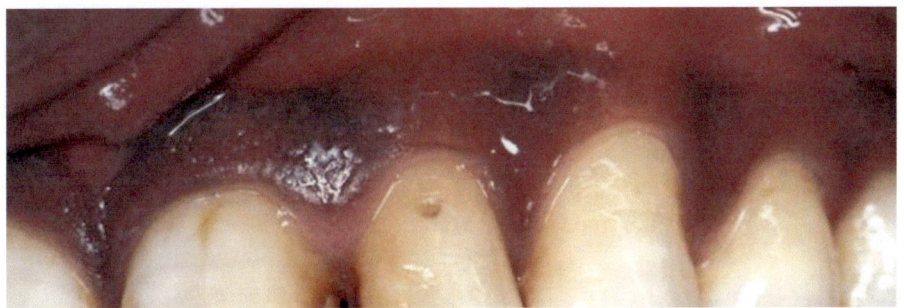

Fig. 1.11

Erhvervede karakteristika:

Mange børn er udsat for et slag på mælketænderne, og nogle gange resulterer det i skader på de blivende tænder, som det kan ses på de 2 fortænder på Fig. 1.12. Tandlægen kan desuden ud fra placeringen af skaderne konstatere, at skaden er sket i ca. 2-års-alderen. Der vil altid være gode journaloplysninger at hente og gode muligheder for identifikation. En anden situation er et slag på de blivende fortænder. Som det ses på Fig. 1.13 er de blevet mørkfarvede efter at være blevet rodbehandlet.

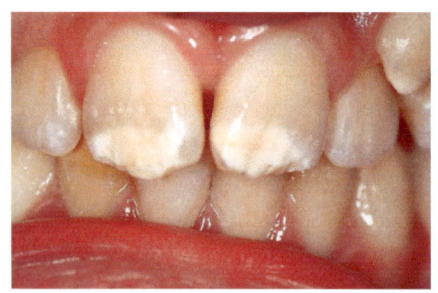

Fig. 1.12

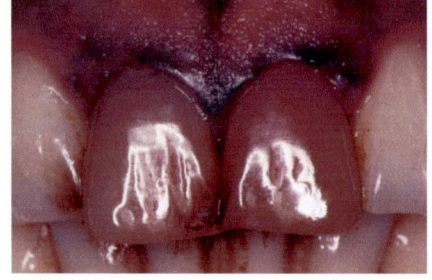

Fig. 1.13

Det kan også dreje sig om en enkelt fortand, Fig. 1.14, som er blevet tydeligt misfarvet efter en rodbehandling. Slid på tænderne som følge af almindelig brug kan hos nogle være helt grotesk og usædvanligt. Fig. 1.15 viser et sådant tilfælde, som klart vil kunne bruges i en identifikation.

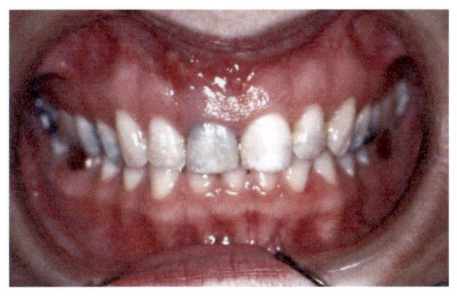 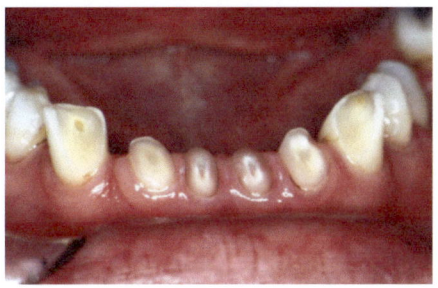

Fig. 1.14   Fig. 1.15

Tidligere oplevede langt de fleste personer at få lavet en fyldning. I Fig. 1.16 ses 2 sølvamalgamfyldninger. Bemærk, hvor mange individuelle tegn der er på bare en fyldning. Fig. 1.17 viser 2 plastfyldninger. Bemærk, hvor vanskelige de er at skelne fra tandens farve. De moderne plastfyldningers fine farve har gjort retsodontologens arbejde meget vanskeligere.

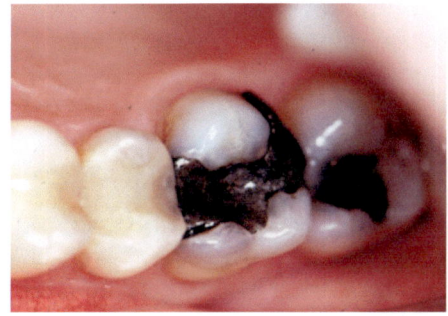 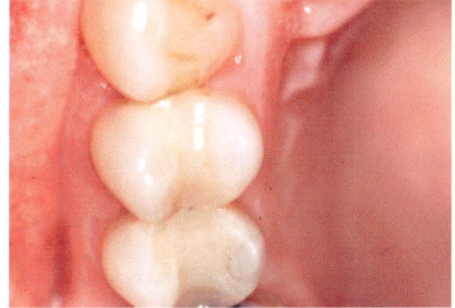

Fig. 1.16   Fig. 1.17

I Fig. 1.18 ses en fortand, der er repareret med plast. Kun en nøje undersøgelse med lys, spejl og sonde kan afsløre fyldningen. Fig. 1.19 viser en guldkrone og et guldindlæg. Disse karakteristiske fund vil være meget betydningsfulde for en identifikation.

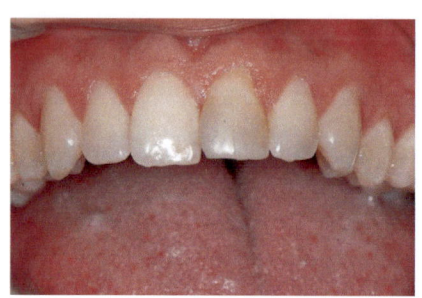 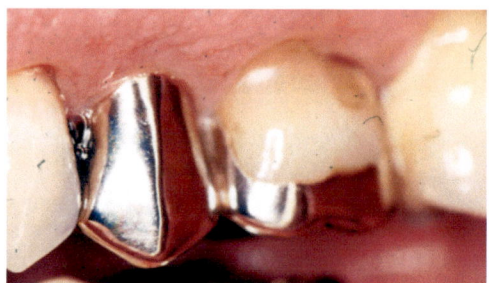

Fig. 1.18   Fig. 1.19

En hel del personer får stadig lavet delproteser, hovedsagelig af økonomiske årsager. Fig. 1.20 viser et sådant metalstel. Stellet rummer jo rigtig mange data og kan være en værdifuld hjælp til identifikation. Fig. 1.21 viser en meget karakteristisk form på en bøjlegren, og mellemrummet mellem tænderne er udfyldt med en lille metaltand hæftet på protesen.

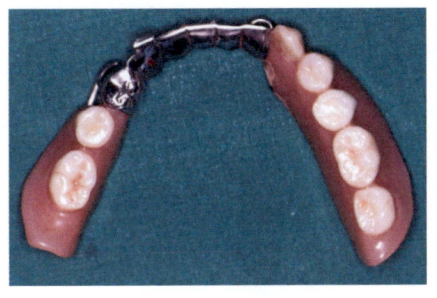
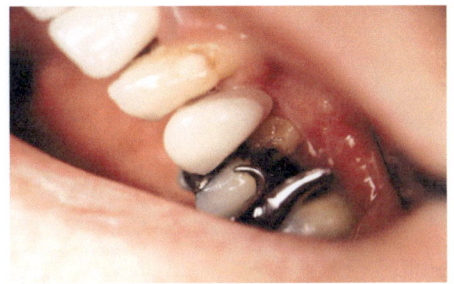

Fig. 1.20   Fig. 1.21

Hvis man igennem tanddannelsesperioden, dvs. fra lige før fødslen og til 18-20-årsalderen, på grund af alvorlig infektionssygdom har fået store mængder af stoffet tetracyklin, som er et antibiotikum, vil det indlejres i tænder og knogler og forårsage permanente misfarvninger, Fig. 1.22. Og slimhinderne kan blive sæde for selvforskyldte tatoveringer, som Fig. 1.23 viser. Personen har siddet og lavet mærker med en blækstift, egentlig en tatovering.

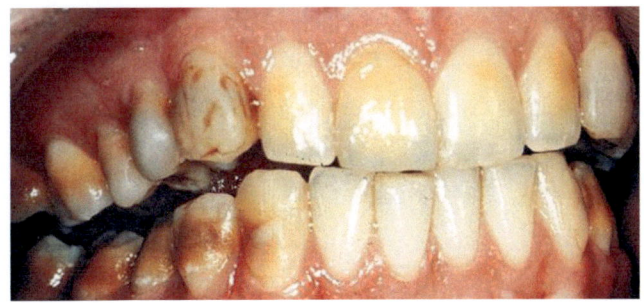

Fig. 1.22

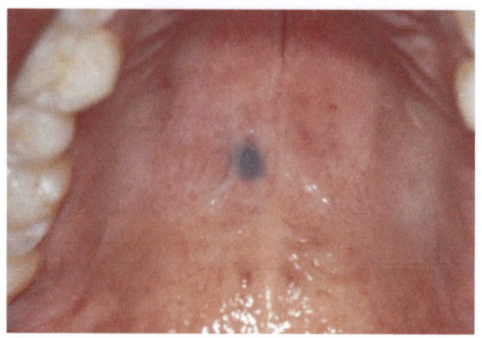

Fig. 1.23

Kraftigt slid kan vise sig som på Fig. 1.24. Slid på tændernes bagside er som her ofte forårsaget af sure opstød. Mavesår, tilbageløb af mavesyre til spiserøret eller irriteret mavesæk er årsag til halsbrand og sure opstød. Man regner med, at ca. ¼ af alle danskere har oplevet at have lidelsen. Mavesyre består mest af saltsyre (HCL), og det har en surhedsgrad (pH) på 2-3, så det er stærke sager, hvorfor den voldsomme ødelæggelse af emaljen ikke kan undre. Fig. 1.25 viser også et voldsomt slid, men i dette tilfælde er det forårsaget af overdreven citronsutning.

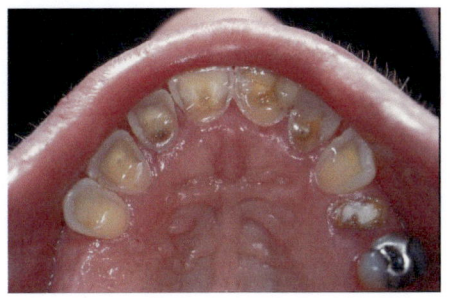
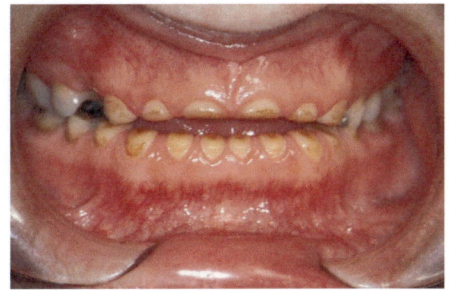

Fig. 1.24   Fig. 1.25

Retsodontologen kan ofte se, om der er tale om en ryger. Fig. 1.26 viser aflejring af tandsten, som er misfarvet af tobak. En piberyger, som sætter piben samme sted gennem et langt liv, sætter også sine spor, Fig. 1.27. Det samme kan ses hos frisører og håndværkere, som sætter hårnåle eller søm mellem tænderne. I årenes løb vil der dannes mærker i tænderne.

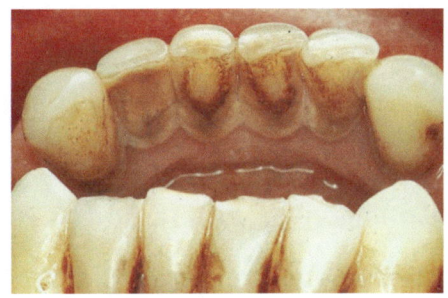
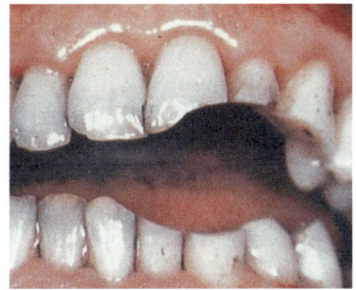

Fig. 1.26   Fig. 1.27

Også på slimhinderne sætter rygning sit spor. Fig. 1.28 viser et misfarvet tandkød som følge af rygning. Fig. 1.29 viser en gane, som er karakteristisk hos piberygere.

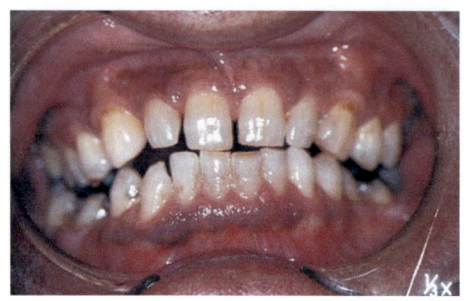 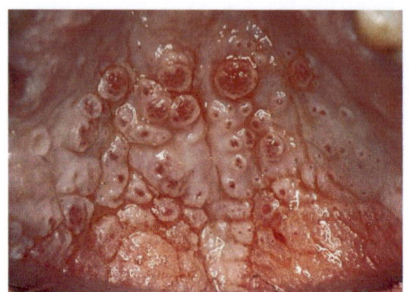

Fig. 1.28   Fig. 1.29

Røntgenbilleder er et af tandlægens vigtigste hjælpemidler, da man ikke kan foretage nogen ordentlig diagnostik uden at tage røntgen. Billederne er derfor et yderst værdifuldt materiale for en identifikation og afslører mange individuelle detaljer. Fig. 1.30 viser 2 rodbehandlede tænder, som har et utal af karakteristika. Ikke kun røddernes antal og form, antal rodkanaler og deres form, men også den måde, rodfyldningen er udført på, giver værdifulde individuelle karakteristika. Ofte kan man ud fra behandlingen udtale sig om, hvorvidt det er lavet i Danmark eller i udlandet. Det kan være det anvendte materiale eller den anvendte metode. Fig. 1.31 viser en meget utraditionel behandling med stifter/skruer, som viste sig at være lavet i Indonesien.

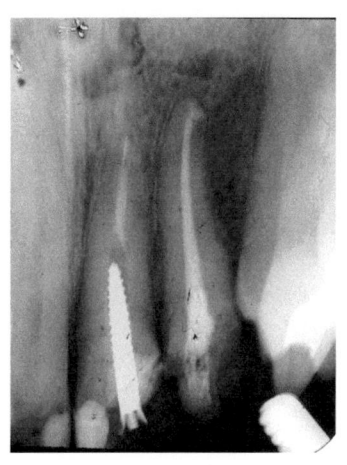
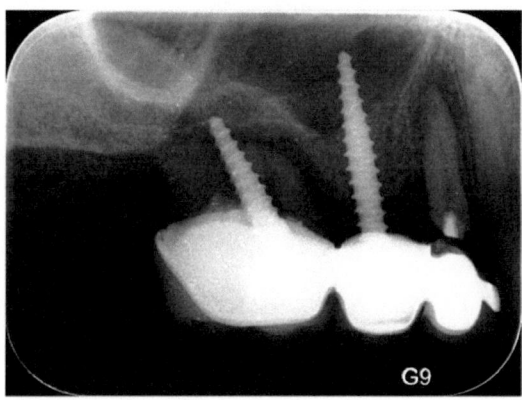

Fig. 1.30   Fig. 1.31

De moderne plastmaterialer har gjort arbejdet sværere for retsodontologen. Til gengæld er der kommet nye behandlinger til. Implantater kan nu være en del af identifikationsgrundlaget. Fig. 1.32 og Fig. 1.33 viser 2 meget forskellige implantater, der er brugt helt forskelligt. Disse behandlinger vil blive et vigtigt individuelt træk til fremtidens identifikationer.

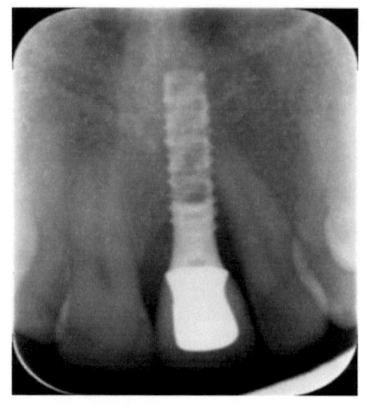 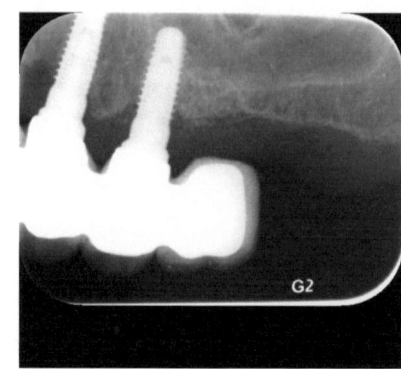

Fig. 1.32   Fig. 1.33

Retsodontologen kan også hjælpe med at fastsætte alderen på den afdøde, idet tændernes frembrud indtil ca. 18-års-alderen har et helt specielt mønster, og alderen kan fastslås ret præcist indtil da. Fig. 1.34 viser et røntgenbillede, hvor man ser 6-års-tanden (1) og 12-års-tanden (2). Ud fra skemaet i Fig. 1.35 kan man så estimere alderen til at være 6 år. Efter visdomstændernes frembrud kan man ud fra antallet af fyldninger, slid og paradentose fastslå alderen med en præcision på +/- 5 år. En svensk retsodontolog Gustafson udarbejdede et system til at bestemme alderen ved hjælp af tyndt slebne tænder og vurdering af 5 kriterier under mikroskop. Hans metode kræver meget rutine og laboratoriefaciliteter og anvendes ikke i dag. I mange år havde jeg en lille spøg kørende med sektionsbetjenten, som gik ud på at fastslå alderen, inden vi kiggede i papirerne. Forbavsende ofte var det præcist eller meget tæt på.

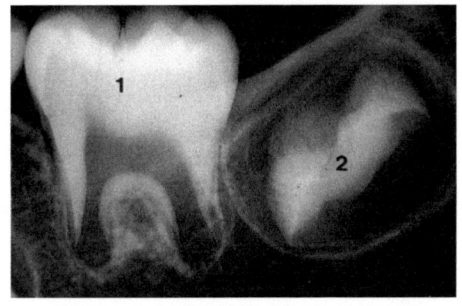

De enkelte tænder:	Tandsæk	Halv krone færdig	Krone færdig	Frembrud	Rod færdig
I₁	3 md	2½ år	4 år	6- 8 år	10 år
I₂	uk: 3-4 md. ok: 9-12 md.	3 år	5 år	7- 9 år	10½ år
C	9 md.	4 år	6 år	11-13 år	14-15 år
P₁	2 år	5 år	7 år	9-11 år	13 år
P₂	3 år.	6 år	8 år	11-13 år	14 år
M₁	10.fostermd.	2 år	4 år	5- 7 år	9 år
M₂	2½ år	5 år	8 år	12-14 år	15 år
M₃	8 år	12 år	14 år	16-40 år	21 år

Fig. 1.34   Fig. 1.35

Af og til bliver der indleveret et kranium til politiet til vurdering. Det er vigtigt at få afklaret, om der kan være tale om rester af en forbrydelse eller f.eks. rester fra en tidligere gravplads. Fig. 1.36 viser et kranium fundet på en mark. Det drejer sig om et yngre menneske; alle tænder er ubehandlede, og de, der mangler, er faldet ud efter dødens indtræden. Desuden ses det, at der har været mindst 3 aktive betændelsesprocesser ved rodspidserne – alle ubehandlede. Det drejer sig om et kranium fra ældre tid – formentlig middelalderen. Fig. 1.37 viser derimod et kranium, som er velbevaret og har ligget fugtigt i et skovområde. Det er af nyere dato, der er en del moderne tandlægearbejder, og der kan her være tale om en forsvundet, et selvmord eller et mord. En grundig registrering og et samarbejde med Rigspolitiets Eftersøgningstjeneste om tidligere savnede kan ofte give et resultat.

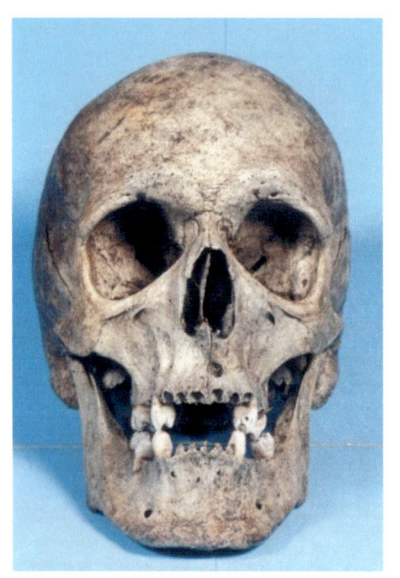 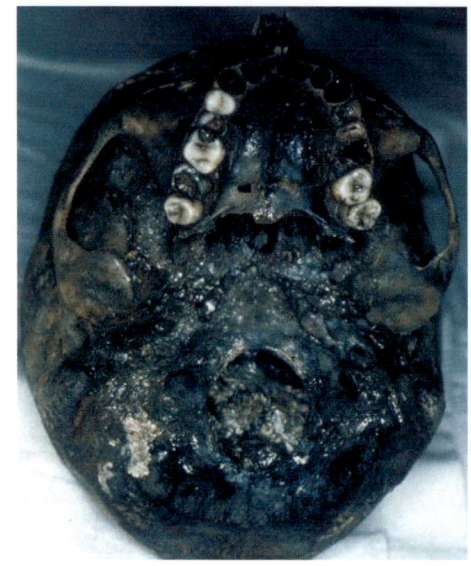

Fig. 1.36   Fig. 1.37

I nogle kredse er kropsudsmykning blevet meget populært; især hudtatoveringer er på mode, men der ses også tatoveringer på slimhinden. Fig. 1.38 viser en tatovering på underlæbens inderside. Det siges at være ret udbredt i USA i narkokredse. Pusheren legitimerer sig ved at vise sin tatovering. Det ses ligeledes i homoseksuelle miljøer og bruges som legitimation. Jeg er ikke bekendt med, at det har bredt sig til Danmark. Fig. 1.39 viser, hvorledes tandsmykker er blevet moderne. Lavet rigtigt hos tandlægen skader de ikke tænderne, men man skal undlade at lime dem på selv.

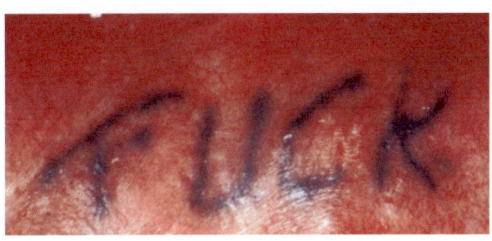

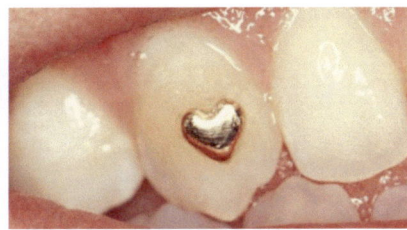

Fig. 1.38   Fig. 1.39

Dyre og smukke tandsmykker ses på Fig. 1.40, og en farverig piercing i tungen ses på Fig. 1.41.

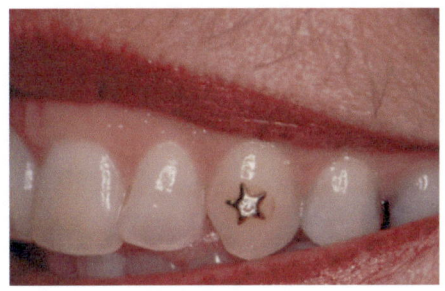

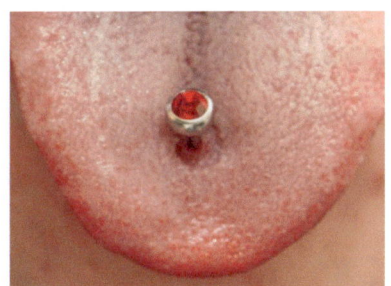

Fig. 1.40   Fig. 1.41

Piercing kan også ses i læben og hagen, Fig. 1.42 samt Fig. 1.43. Desuden i næsen og ørerne samt i øjenbrynene.

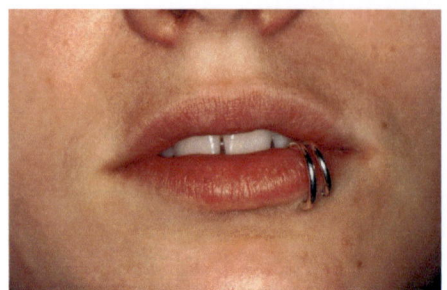 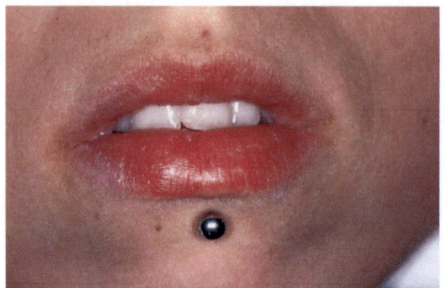

Fig. 1.42   Fig. 1.43

I tungen er piercing ikke helt ufarligt. Der er beskrevet tilfælde af livstruende bylder efter en infektion. Piercing skaber dog som regel kun mindre skader på tænder og tandkød. Tandskaderne skyldes som regel, at metalstaven er for lang, Fig. 1.44. Når tungen leger med metalstaven og støder den mod tænderne, knækker der emaljestykker af. Tungens leg med en for lang metalstav kan ligeledes presse tænderne fra hinanden og skabe mellemrum mellem tænderne. Der kan også ske skader på tandkødet, som ved denne hagepiercing, Fig. 1.45. Tandkødet svarende til den lille fortand har trukket sig tilbage på grund af mekanisk irritation fra metaldelen. Dette er en varig skade, som over år kan betyde tab af tanden.

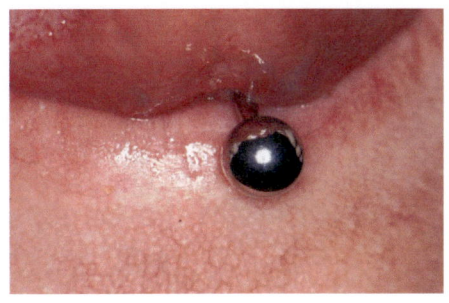 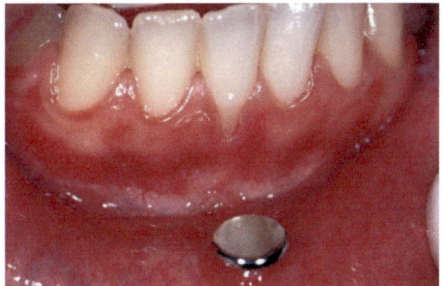

Fig. 1.44   Fig. 1.45

Piercing har været kendt i århundreder. Masser af stammer verden over har anvendt piercing til forskellige formål f.eks. rituelt, for at markere stammetilhørsforhold, for at demonstrere rigdom eller for at beskytte mod det overnaturlige. I Vesten har piercing fået en ret stor udbredelse i punkermiljøet i 1970'erne og derfra videre, måske som et udtryk for noget grænseoverskridende i forhold til omverdenen og samfundet. Senere er de unges forbilleder på scenen udsmykket med piercinger, og dermed øges udbredelsen. Hvis man får foretaget en piercing et uhygiejnisk sted, kan man risikere overførsel af blodbårne sygdomme som HIV og Hepatitis. Det er derfor vigtigt, at man vælger en god piercer, og at der er god hygiejne. Materialet skal helst være kirurgisk stål.

Vilkårene for den retsodontologiske identifikation ændrer sig meget i disse år. Fremkomsten af de moderne og forbedrede plastmaterialer kan gøre det meget vanskeligt at observere de fremstillede fyldninger, da der ikke mere kan konstateres farveforskelle mellem fyldning og tand. Kaviteternes udformning og materialerne gør, at præparationsteknikkerne er ændret, og mange karakteristika findes ikke mere. Der er heller ikke ret mange fyldninger i de unges tænder, som følge af den forbedrede tandsundhed i befolkningen. I de yngre årgange er tandregulering, følger efter traumer samt medfødte lidelser gode journaloplysninger.

I voksengruppen betyder det større antal tænder, at der som regel er bedre mulighed for at finde det nødvendige antal fællestræk til identifikation. Desuden er det nu muligt at sætte implantater i kæben, og det vil jo være et yderst værdifuldt fund til en identifikation, idet både placering, fabrikat, længde og diameter kan vurderes.

I gamle dage talte man en del om at mærke proteser, så de, især på plejehjem, altid fandt tilbage til den rette ejermand.

Retsodontologisk ville det være en god ting, dog med visse faldgruber. Ideen har aldrig rigtig vundet indpas i Danmark.

Til gengæld er der kommet nye muligheder for dokumentation, idet mange tandlæger tager kliniske fotos til dokumentation og beskrivelse af patologiske tilstande samt demonstration af situationen for patienterne. Disse billeder er også en lovpligtig del af journalen og skal opbevares på lige fod med denne.

2.1 Forkullede lig ved bilbrand

Et område, hvor retsodontologien har sin store styrke, er de tilfælde, hvor ofrene er helt ugenkendelige, f.eks. ved eksplosionsagtige brande og ved drukning. I begge tilfælde er der ikke mulighed for simpel genkendelse ved hjælp fra pårørende. Samtidig er det en hurtig og billig undersøgelse i forhold til f.eks. DNA-test.

For nogle år siden blev jeg ringet op af Retsmedicinsk Institut i Odense for at bistå ved en identifikation. Det drejede sig om undersøgelse af 2 lig af unge drenge, som var kendt som biltyve.

Sagen var den, at der var sket et trafikuheld, de var kørt galt, og man fandt 2 forkullede lig i bilen efter den eksplosionsagtige brand.

Samtidig blev den anvendte bil meldt stjålet fra en bilforhandler i udkanten af byen. En rutineret kriminalbetjent vidste, at der i det område af byen, hvor bilen var blevet stjålet, boede 2 kendte biltyve, meget unge. Han kontaktede deres familier, og ingen havde haft kontakt med de unge indenfor de sidste dage. Konsekvent rekvirerede han deres journalmateriale fra den kommunale tandpleje.

Ved min undersøgelse af ligene drejede det sig om at få dem adskilt og herefter identificeret. Den ene voldte ikke de store problemer, men den anden var helt forkullet. Fig. 2.1.1. og Fig. 2.1.2.

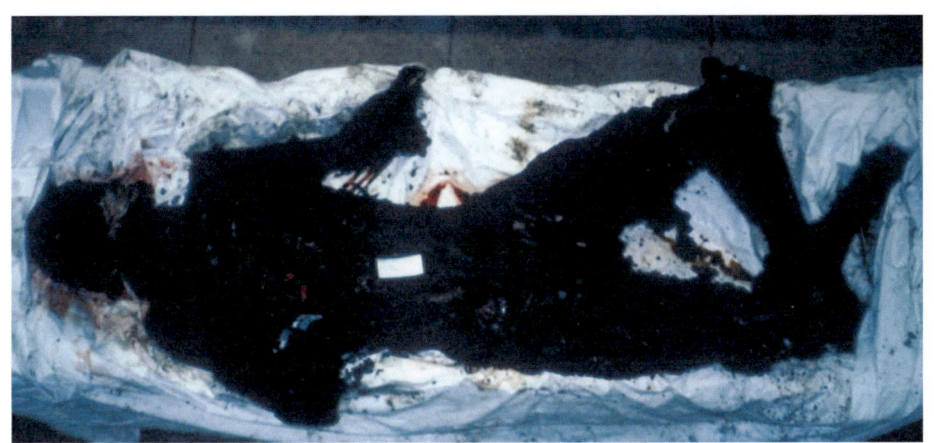

Fig. 2.1.1

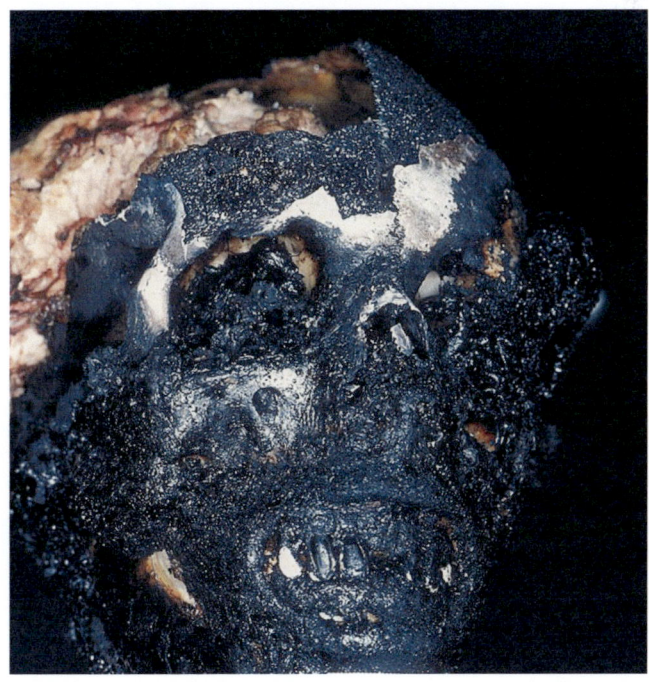

Fig. 2.1.2

Undersøgelsen viser, at selv om fortænderne, der har været helt ubeskyttede, er fuldstændig forkullede og kan pustes væk, så er de dele, der har været beskyttet af bløddele, utroligt velbevarede, jf. Fig. 2.1.3., og der er gode muligheder for en identifikation.

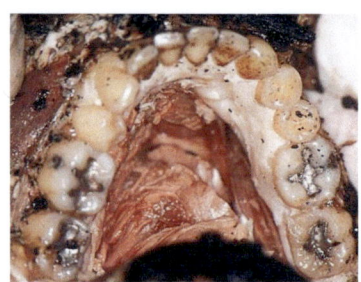

Fig. 2.1.3

I dette tilfælde blev kæberne udtaget til nærmere registrering, og billederne Fig. 2.1.4 og Fig. 2.1.5 viser, hvor velbevaret knoglematerialet er i det ellers ugenkendelige lig.

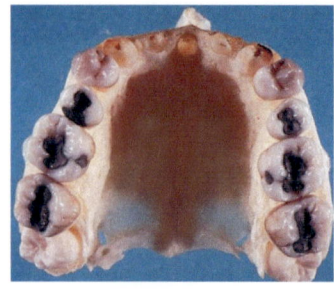
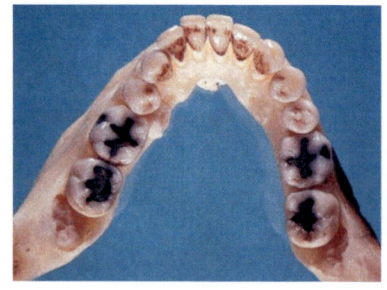

Fig. 2.1.4   Fig. 2.1.5

Fig. 2.1.6 viser en sammenligning mellem den gipsmodel, som man havde i børnetandplejen, og postmorten-kæben. Det er interessant at bemærke, hvordan den ikke frembrudte tand i kæben, regio 34, tydeligt kan observeres i begge.

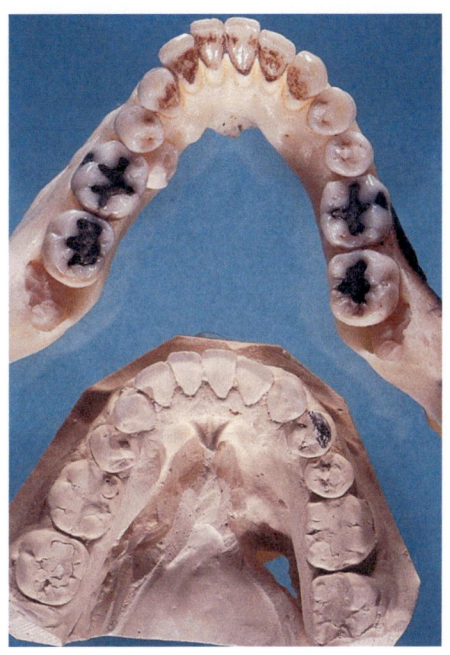

Fig. 2.1.6

Begge lig kunne alene på en odontologisk sammenligning identificeres, takket være en snarrådig kriminalbetjent.

Antallet af biltyverier er faldet ret dramatisk over de senere år. I 2010 blev der stjålet omkring 20.000 biler om året. I 2013 var tallet faldet til 7.388. De fleste tyverier af biler sker, fordi tyven vil køre en tur i bilen. De fleste efterlader bilen, når de har kørt i den. De fleste biler findes igen og kan derefter overdrages til ejeren. Det er til gengæld svært at finde tyven, og mange biltyverier bliver aldrig opklaret. Nyere biler, som er forsynet med startspærre, er vanskeligere for tyven at stjæle. Enkelte især dyre biler stjæles og forsvinder, måske helt ud af landet, som led i den organiserede kriminalitet!

2.1.a Stoffer, alkohol og sengerygning

En kombination af stoffer, alkohol og rygning i sengen vil altid være en dårlig ide. Brandvæsenet var blevet kaldt ud til en brand i en lejlighed i et boligkompleks. De var blevet alarmeret af forbipasserende, som bemærkede røg ud ad vinduerne. Man fik hurtigt branden slukket, og ingen andre kom noget til, men i lejligheden fandt man liget af en mand. Man formodede, at det drejede sig om lejlighedens beboer, og politiet kontaktede straks de praktiserende tandlæger, som han havde været i kontakt med. Liget blev bragt til Retsmedicinsk Institut, og lægerne kunne ved obduktionen konstatere, at personen var død af røgforgiftning. Man konstaterede desuden stoffer og alkohol i blodet. På grundlag af undersøgelser i lejligheden konstaterede politiet, at han havde været stærkt påvirket og havde lagt sig til at ryge i sengen, men var faldet i søvn, og at ilden derved havde taget fat. Ved den retsodontologiske undersøgelse kunne jeg konstatere, at der var et stort underbid, og at tænderne i underkæbens højre side var totalt nedslidte på bagsiden. Der var 23 tænder, og 2 tandkroner var mistet efter dødens indtræden. Der var metal-keramik-kroner på 3 tænder. I overkæben var der mange store sølvfyldninger og en del store plastreparationer. Det tydede på lav social status og ingen regelmæssig tandpleje i forbindelse med en social deroute. Fig. 2.1a.1 og Fig. 2.1a.2

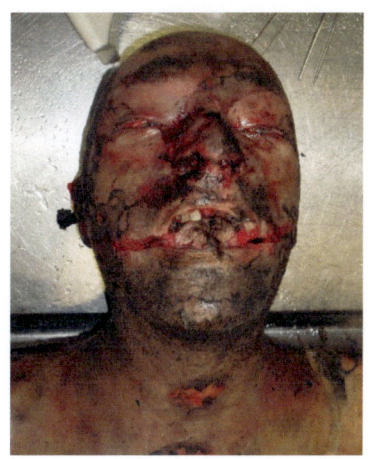

Fig. 2.1a.1

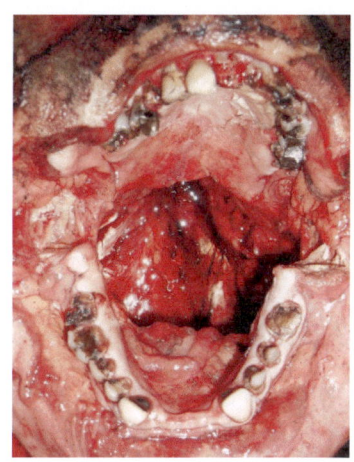

Fig. 2.1a.2

Politiet havde held til at indsamle journaler fra afdødes tandlæge. Der var tidligere lavet kronearbejder og en del fyldninger. I de seneste år var der ingen regelmæssige besøg hos tandlægen, men næsten kun smertestillende behandling. Der var dog i tidens løb taget en del røntgenbilleder. Der var også et helt afgørende notat i journalen, nemlig at patienten havde et udtalt underbid og et kraftigt slid på underkæbens tænder. Fig. 2.1a.3 og Fig. 2.1a.4

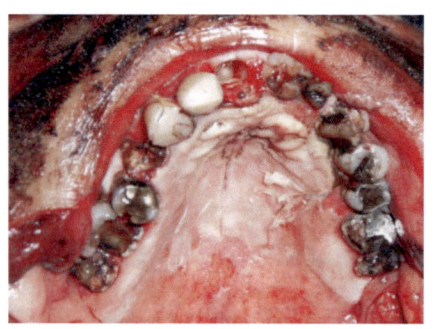 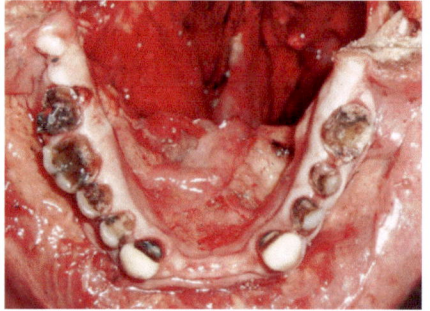

Fig. 2.1a.3   Fig. 2.1a.4

Alle journaloptegnelser stemte med ligets tanddata, og der var ingen uoverensstemmelser, hvorfor det alene på odontologisk grundlag kunne fastslås, at den afdøde var lejlighedens beboer.

Brand i hjemmet

Der opstår ca. 25.000 brande hjemme hos danskerne hvert år. Langt de fleste kunne undgås, hvis folk tænkte sig bedre om ved omgang med ild. Mange er selv skyld i branden. Rygning i sengen og tændte stearinlys er sammen med glemte elektriske apparater de hyppigste årsager. Mange af brandene klarer folk selv, men ca. 10.000 løber løbsk. Brande i hjemmet koster menneskeliv. Ca. 80 personer dør hvert år. Mange kunne være reddet, hvis der var en røgalarm. Man dør nemlig meget sjældent af selve branden, men af røgforgiftning.

Langt de fleste dødsbrande skyldes tobaksrygning. De fleste ved, at det ikke er smart at ryge foran fjernsynet eller i sengen, hvis man er træt.

De fleste tror, at de vil vågne, hvis det brænder, men der behøver ikke være flammer, varme eller knitren. Bare 100 gram glødende polstring eller dyne/pudefyld kan udvikle så meget røg, at en granvoksen mand ikke vågner igen. Røgen indeholder kulilte, og efterhånden som det fylder lungerne, får hjernen ikke ilt nok, og man bliver bevidstløs og dør.

2.2 Identifikation af myrdet kvinde

En kvinde deltager i en fest på sin arbejdsplads, og ved 2-tiden ringer hun til sin samlever og beder ham om at hente sig på et torv i byen. Da hun ikke dukker op, ringer han flere gange til hende uden held, og hendes mobiltelefon går ud kl.2.50. Den følgende lørdag eftermiddag ringer samleveren til politiet, der iværksætter en efterforskning med helikopter og hunde. Mandag dukker hendes tøj op i en container på havnen, og politiet indleder på den baggrund en drabsefterforskning. Politiet har også en mistanke om, hvem den skyldige er, og man får ham varetægtsfængslet in absentia.

Efter halvanden uge finder man liget af en kvinde tøjret til beton på 8 meters dybde i Haderslev Fjord. Liget bliver transporteret til retsmedicinsk institut i Odense med henblik på obduktion. Jeg bliver tilkaldt, og der foretages en tilbundsgående undersøgelse af tand- og mundforhold på den afdøde. Pressen havde stor opmærksomhed på drabet. Fig. 2.2.1. og Fig. 2.2.2.

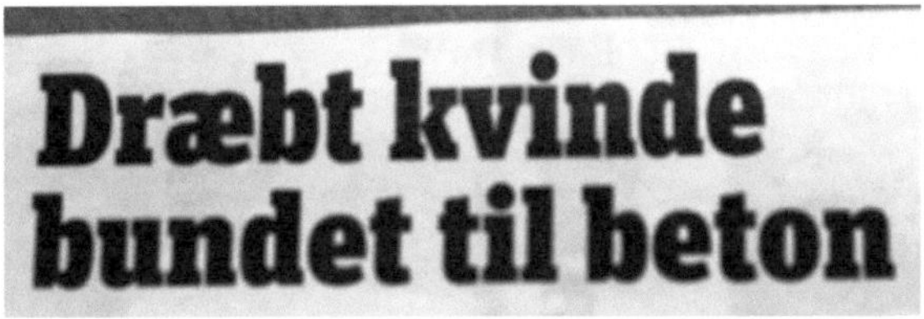

Dræbt kvinde bundet til beton

Fig. 2.2.1

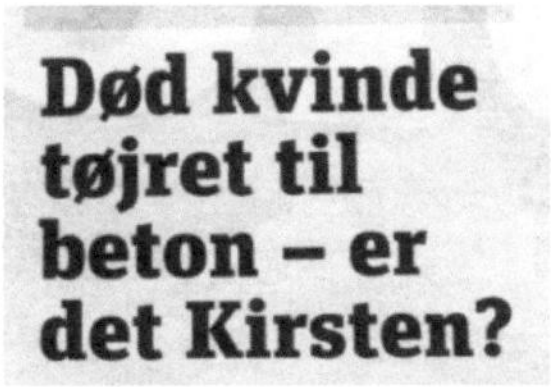

Død kvinde tøjret til beton – er det Kirsten?

Fig. 2.2.2

Politiet har allerede fremskaffet tandjournaler fra de lokale tandlæger, herunder røntgenbilleder, alle fund er overensstemmende, og der er ingen uoverensstemmelser. De fælles træk er i så stort antal, at der alene på odontologisk grundlag kan foretages en sikker identifikation.

Nu, da politiet har et lig, kan de koncentrere indsatsen om at finde morderen. Man har allerede en mistænkt, men han er som sunket i jorden.

Den skyldige pågribes en måned senere i den spanske by Zaragossa, hvor han tigger. Et rutinemæssigt tjek foretaget af nogle betjente, da tiggeri er ulovligt, fører til oplysninger om, at han er stærkt eftersøgt i Danmark. Fjorten dage efter er han tilbage i Danmark og tilstår drabet under varetægtsfængslingen.

Under retsmødet kom det frem, at han havde set offeret på "jomfrustien" i Haderslev og havde tvunget hende ned i sin båd. Her havde han voldtaget og mishandlet hende og senere dræbt hende. Han havde optaget det hele på video. Offeret var blevet dræbt ved, at han havde lagt 2 poser over hendes ansigt. Da hun var død, bandt han nogle blyklodser omkring hendes ben og sejlede ud i sejlrenden, hvor han smed liget i vandet. Herefter startede han en flugt, som endte i Spanien.

Han blev idømt fængsel på livstid.

Der sker mellem 40 og 60 mord i Danmark om året, og det er i international målestok et meget lavt antal. I en opgørelse fra Det Kriminalpræventive Råd blev der fra 2003 til 2011 begået 416 drab i Danmark. Det svarer til et gennemsnit på 46 drab om året. 96 % af dem blev opklaret. I 42 % af tilfældene kendte ofre og gerningsmand hinanden godt. Motivet har været skænderier og jalousi, slagsmål, penge og æresdrab. Desuden er psykisk sygdom og seksuelle motiver nævnt.

2.3 Identifikation på tandreguleringsapparatur

Jeg bliver kontaktet af retsmedicinsk institut, som på begæring af den lokale politimester ønsker foretaget en retsodontologisk undersøgelse af et lig af en dreng fundet i et buskads.

Den person, som politiet har en formodning om at det kan være, har været væk i 4 uger. Man har derfor allerede fremskaffet et meget fyldigt journalmateriale fra den kommunale tandpleje, herunder røntgenbilleder og modeller.

Undersøgelse af liget viser, at kæberne er intakte, og alle tænder er til stede i overkæben, dog ikke visdomstænder.

I underkæbens højre side ses alle tænder til stede, en lille fortand er mistet efter dødens indtræden, og en lille kindtand er roteret med forfladen vendende mod nabotanden. Fig. 2.3.1

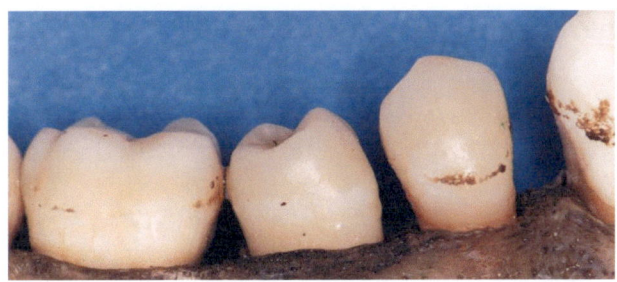

Fig. 2.3.1

I venstre side af underkæben ses at der persisterer en mælketand, og de 2 nabotænder har fået apparatur påklistret med henblik på at trække tand og knogle med op. Fig. 2.3.2

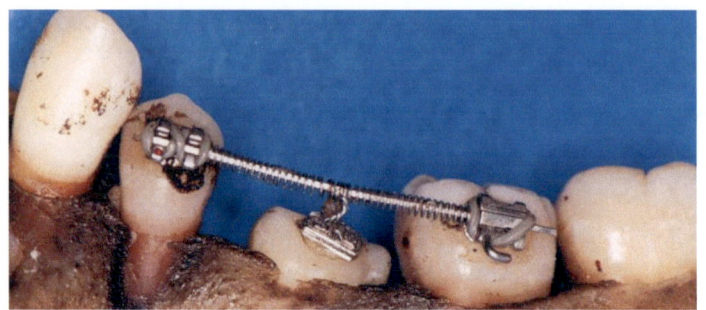

Fig. 2.3.2

Desuden bemærkes en lille emalje-afsprængning af et hjørne på skærekanten af den venstre store fortand.

Der er ingen carieslæsioner eller fyldninger.

Herefter gennemgås det materiale, som politiet har fremskaffet på den savnede person. Han er gået hjemmefra efter en bagatelagtig uoverensstemmelse i hjemmet. Han var været intensivt eftersøgt i 4 uger. Det fremgår af materialet, at personen er uden caries og uden fyldninger. Der er noteret spredt tandstilling i underkæben og medfødt mangel af en lille kindtand i venstre underkæbe. Mælketanden er der stadig, og man har påsat en såkaldt sektionsbue for at forberede, at visdomstanden i venstre side skulle transplanteres til denne plads. Der foreligger røntgenbilleder taget 3 måneder tidligere. Fig. 2.3.3 viser den roterede tand i højre underkæbe, og i venstre side ses på Fig. 2.3.4, at der er påsat en sektionsbue og etableret træk til mælketanden.

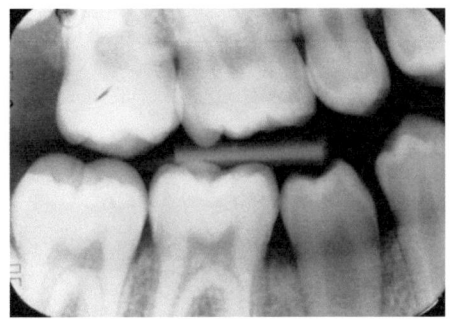 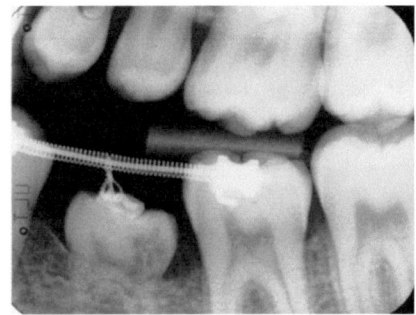

Fig. 2.3.3   Fig. 2.3.4

På grundlag af ovenstående antemortem og postmortem data er det muligt med fuldstændig sikkerhed alene på odontologiske fund at bestemme identiteten. Det kommenterede tilfælde viser, at selvom der ingen huller eller fyldninger var i tænderne, så var man alligevel i stand til at finde så individuelle tegn, at der kunne foretages identifikation.

2.4 Identifikation af druknede

Desværre oplever vi hvert eneste år, at der sker drukneulykker. I 2010 druknede der 48 personer, i 2011 druknede 43 personer og i 2012 druknede der 57 mennesker i Danmark. Langt den største del er danskere, men også især tyske lystsejlere og badegæster florerer i statistikken. Blandt lystsejlere er det især mænd over 45, der er uforsigtige og undlader redningsvest. De fleste findes straks, men enkelte bliver taget af strømmen og driver væk, ofte langt væk fra uheldsstedet afhængig af strømforholdene, Fig. 2.4.0. Ligenes tilstand når de findes er afhængig af den tid de har ligget i vandet og vandets temperatur. Dannelsen af ligvoks begynder ca. 1 måned efter dødens indtræden. Er vandet varmt, dannes der betydelige mængder ligvoks, og druknede er derfor ofte ukendelige. Dannelsen af ligvoks blev første gang påvist i 1700-tallet af en franskmand ved navn Fourcroy. Det opstår ved fedthydrolyse og dannes, når et lig ligger i fugtige miljøer; det betegnes også forsæbning. Et lig, der ligger længe i fugtige omgivelser, får desuden ofte rødfarvede tænder. Fig. 2.4.1.

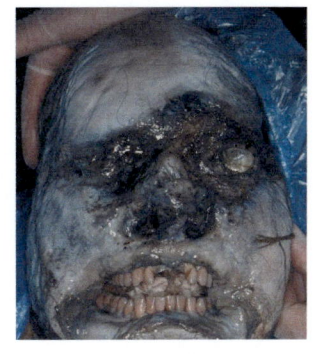 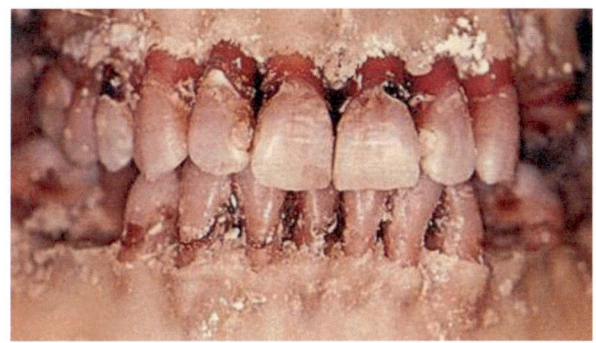

Fig. 2.4.0   Fig. 2.4.1

I mange år troede man, at det var på grund af, at hovedet ofte var det lavestliggende af kroppen. Det har senere vist sig, at farven opstår efter ophold i vand gennem længere tid. De røde blodlegemer sprænges, og hæmoglobin siver ud i tandbenet. Hvis liget har været længe i vandet, vil det ofte være opløst, og underkæben har i mange tilfælde løsrevet sig fra kraniet.

Østersøen besejles af mange nationaliteter, og derfor kan man ikke blot regne med, at de dødfundne er danskere. Hvis ikke der er en hurtig danskermistanke, skal man rekvirere journaler fra de tilstødende lande, som især tidligere kunne være et puslespil at afkode, da optegnelserne var håndskrevne, og der var forskellige regler for journalføring i de forskellige lande. Mange af de angivne materialer var forskellige fra de danske. Der har dog aldrig været problemer med at få journaler fra vores tyske kollegaer syd for grænsen.

For en del år siden fik en fiskekutter i Østersøen dette kranium, Fig. 2.4.2., i sit net. Kraniet blev afleveret til politiet og herefter overbragt til Retsmedicinsk Institut i Odense. Som det fremgår, er alle bløddele og underkæben forsvundet. De 2 midterste fortænder mangler. Da alveolerne står tomme, må de være mistet efter dødens indtræden Fig. 2.4.3. Liget har ligget i vandet nogle år. Når alveolerne står tomme, er det udtryk for, at al opheling stopper ved dødens indtræden. Tænderne er derfor faldet ud efter dødens indtræden.

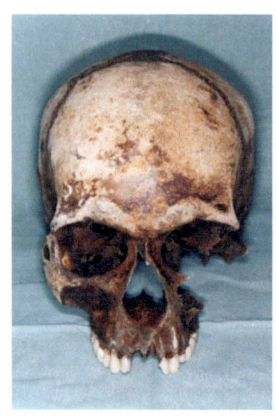 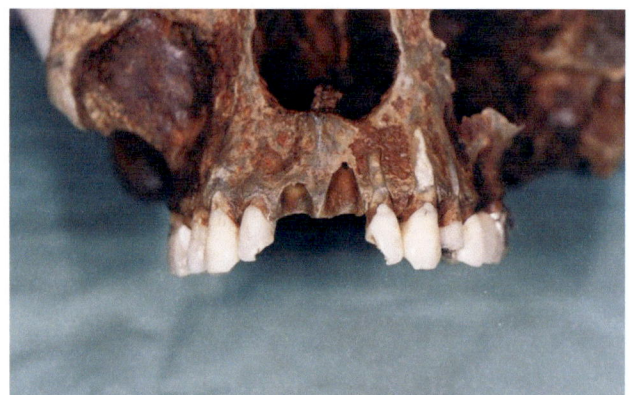

Fig. 2.4.2   Fig. 2.4.3

Der er mistet noget af kronerne på de små fortænder og på den første lille kindtand i venstre side. Knogleniveauet er ca. 3 mm fra kronekanten. Fig. 2.4.4. viser højre side. 6-års-tanden ses at være trukket ud og erstattet af en bro i tandfarvet materiale, og kronen på tand 7+ er lavet i et uædelt materiale. Der ses desuden en almindelig sølvamalgamfyldning i visdomstanden. Bemærk, at 7+ har tendens til paradentose mellem rødderne. I venstre side ses et næsten symmetrisk behandlingsmønster, Fig. 2.4.5.

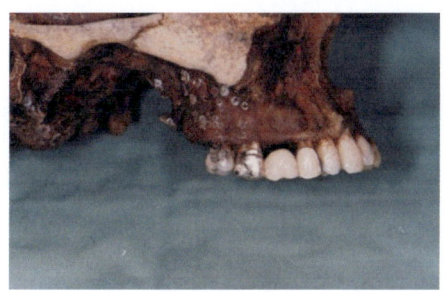 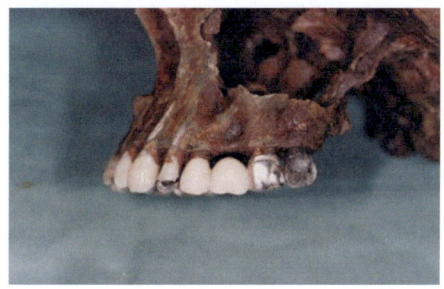

Fig. 2.4.4   Fig. 2.4.5

En af de små kindtænder i venstre side er ramt af noget mere fremskredet paradentose end de øvrige tænder, selv om en del af knogletabet på forsiden skyldes slitage mod havbunden. Visdomstanden er forsynet med en meget stor amalgam-opbygning. Fig. 2.4.6 viser hele overkæbetandbuen, og det bemærkes især, at broerne er lavet af uædelt materiale.

Overordnet set er det noget utroligt fint tandlægearbejde, der er udført. Hvis man skal udtale sig frit fra leveren om dette kranium, Fig. 2.4.7., fundet i Østersøen af en fisker, så må det blive følgende:

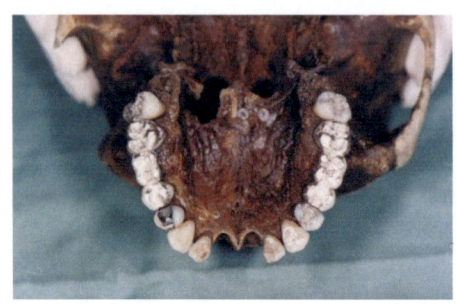
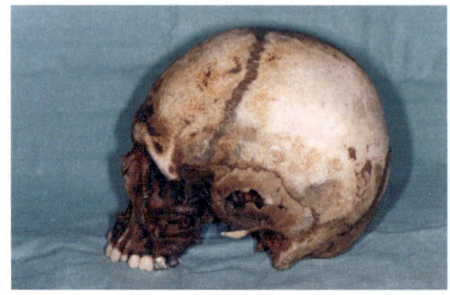

Fig. 2.4.6   Fig. 2.4.7

Man må antage, at der er sket udtrækning af 6+6 i en relativt tidlig alder. Tandlægearbejdet er udført af en dygtig tandlæge, men materialevalget er ikke typisk for dansk eller vesttysk arbejde. På grundlag af de mange restaureringer og den konstaterede paradentose må man antage, at alderen på drukningstidspunktet er ca. 45 år, +/-5 år. Det er nærliggende at antage, at det drejer sig om østtysk tandlægearbejde. Personen har dog haft en sådan økonomi og/eller politisk status, at han/hun har kunnet betale den omfattende behandling og frekventere en meget dygtig tandlæge. Det var forbudt at anvende guld og højædle metallegeringer til tandlægearbejde i flere østeuropæiske lande.

Den nøjagtige registrering og fotografering sendes til Rigspolitiets eftersøgningstjeneste, som tjekker for forsvundne/savnede danskere og herefter sender materialet til Interpol. Interpol foretager en international rundsending af oplysningerne, som ofte giver resultat.

Flere år senere fik jeg ved et møde med eftersøgningstjenesten en uofficiel tilbagemelding. Man havde fra Interpol fået en indikation på, at man mente, det drejede sig om et højtstående østtysk partimedlem, som var blevet dumpet i Østersøen fra en fiskekutter.

Til trods for arbejdets karakter så oplever man da også en gang imellem ting, som man kan smile af. Falck havde for en del år siden bragt en druknet tysk lystsejler ind til Instituttet for undersøgelse og identifikation. Falck transporterer normalt liget i en tyk plastsæk med lynlås. Da sektionsbetjenten åbnede lynlåsen, og vandet løb ud af sækken, svømmede der ud af den druknedes kondibukser en spillevende sild. Sådan en hændelse letter lidt på stemningen.

Hændelsen kunne måske også give anledning til mere dybsindige overvejelser.

2.5 Forsvundet efter skænderi

En mand bliver meldt savnet efter et skænderi med sin samlever i en lille landsby på Fyn. Manden har vundet en lille gevinst på omkring 13.000 kr., og det giver anledning til kraftige menings-udvekslinger om, hvad pengene skal bruges til. Det ender med, at manden lægger halvdelen af pengene på bordet og tager sine bilnøgler og forlader hjemmet.

Da manden ikke dukker op indenfor en rimelig tid, indsamler politiet alle tilgængelige data og sender dem til rigspolitiets eftersøgningstjeneste.

Halvandet år efter denne hændelse, nemlig den 18. oktober 2008, bliver der hevet en rusten bil op af havnen i Middelfart. Der er et stort opbud af Falck og politi samt en meget stor mængde nysgerrige borgere, så politiet må hænge presenninger op til afskærmning af arbejdsområdet. Politiet anmoder borgerne om at trække sig væk, da det ikke er noget rart syn, eftersom der er et lig i bilen. Liget bliver fragtet til Retsmedicinsk Institut i Odense. Det var helt tilfældigt, at man opdagede bilen. Dagen før havde en slæbebåd tabt noget værdifuldt i havnen og sendt en dykker ned efter det. Da dykkeren så bilen, anmeldte man det til politiet. Ved hjælp af bilens registreringsnummer kunne man konstatere, at bilen var fjernet fra en adresse ved Odense den 18. februar 2007. Det var samleveren, der fjernede ejerens bil, og han har også været savnet, siden bilen forsvandt. Man fandt afdødes pung. De fleste af pengene var brugt på et nærliggende værtshus. Bilens registreringsnummer og andre indicier giver naturligvis en stærk mistanke om, at det er samleveren til bilens ejer, som er druknet, politiet rekvirerer derfor de tilgængelige tandjournaler, herunder røntgenbilleder, op til weekenden.

Jeg blev varskoet af retsmedicineren, og vi blev enige om at kigge på sagen mandag morgen på Instituttet. Resterne af liget, Fig. 2.5.1, er brugbare til en odontologisk vurdering. Det ses, at både overkæbe og underkæbe er intakte. Fig. 2.5.2 viser desuden, at der er mange tænder og mange fyldninger, men også kronearbejder.

Der meldes ca. 500 personer savnet hvert år. Langt de fleste dukker op i løbet af relativt kort tid. 2-4 personer forsvinder dog sporløst hvert år.

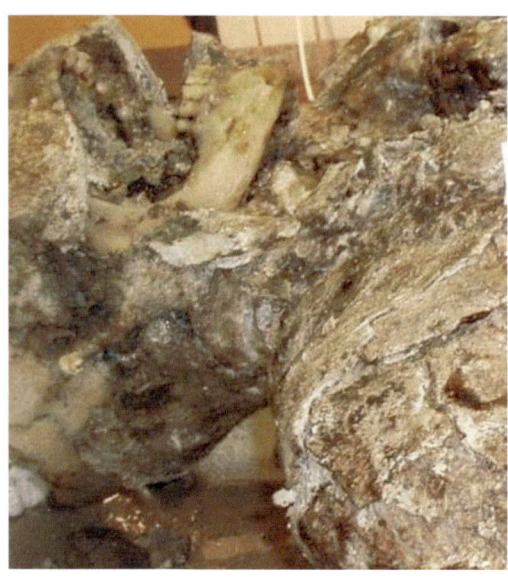
Fig. 2.5.1

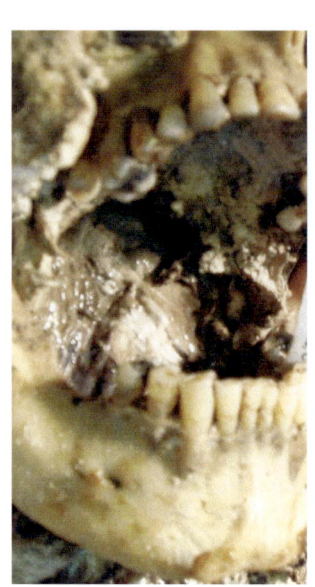
Fig. 2.5.2

At lottogevinster ikke altid bringer lykke, er vist velbeskrevet.

Alt registreres nøje, og ved sammenligning med de indhentede antemortem data på den kendte savnede er det muligt med fuldstændig sikkerhed alene på odontologisk grundlag at identificere dette halvandet år gamle lig. Om der var tale om et uheld eller et selvmord, bliver vel næppe opklaret. Politiet og retsmedicinerne fandt dog ingen tegn på en forbrydelse.

Hvorfor pludselig forsvinde ud af sit liv?

Hvert år forsvinder der 1600 danskere, som efterlyses, men langt de fleste af dem dukker op igen. Ca. 400 personer savnes dog stadig. Det er hyppigst mænd, der trækker stikket ud og forsvinder ud af deres sædvanlige liv og ønsker at starte forfra. Hvis mennesker ikke magter livet og deres egen situation, har følelsesmæssige konflikter eller har været udsat for traumer eller en stor ulykke, kan det synes som den eneste udvej at forlade det hele. Fra pressen kender vi jo historier om, at manden sagde til konen, at han gik efter "cigaretter på tanken", og herefter har ingen set ham. I et velreguleret elektronisk samfund som det danske, er det dog som regel ret let for politiet at spore en forsvunden. Vi sætter automatisk og hele tiden digitale spor.

2.6. Selvmord på banegård

Der begås mellem 600 og 700 selvmord i Danmark om året, 2/3 begås af mænd, og metoderne er meget forskellige. Jeg har aldrig kunnet forstå, hvordan man kan finde på at begå selvmord ved at kaste sig ud foran et tog på en perron med masser af mennesker, herunder børn. Desuden må det være en grim og måske livslangt belastende oplevelse for togføreren. Det kan næsten kun forklares som en affekt-handling, en depression, som pludselig udløser denne indskydelse. Det kan ikke være et råb om hjælp, for metoden er yderst effektiv. Selvmord kan jo ikke altid forhindres, men der er dog mere diskrete måder at gøre det på.

For nogle år siden blev jeg kaldt til Retsmedicinsk Institut, da en selvmorder havde kastet sig ud foran et tog på Odense Banegård. Falck havde gjort oprydningsarbejdet, og det er meget vigtigt at få det hele med, da liget ofte er splittet i mange smådele, Fig. 2.6.1. Opgaven består først og fremmest i at få samlet puslespillet, Fig. 2.6.2.

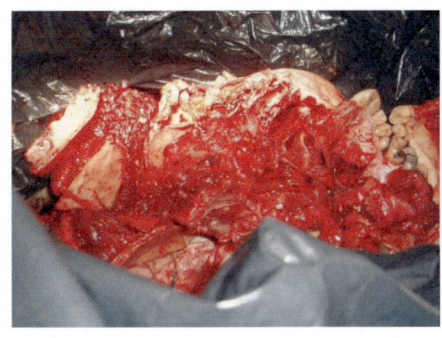 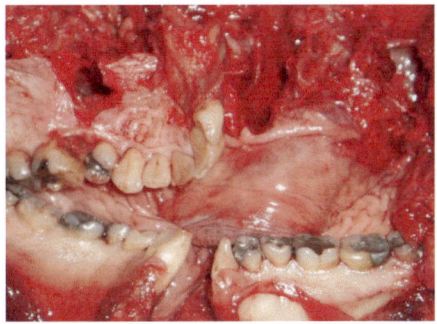

Fig. 2.6.1   Fig. 2.6.2

Tænder kan være placeret overalt i den splittede kødmasse, der bringes ind, og man er heldig, når der findes sammenhængende kæbedele. Fig. 2.6.3.

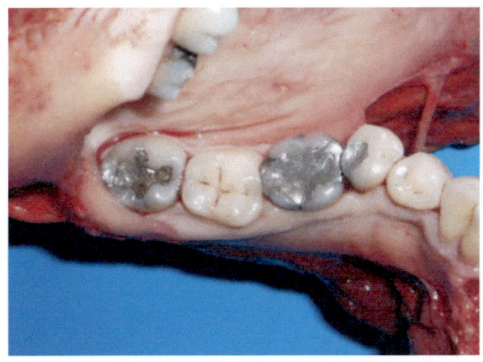

Fig. 2.6.3

Retsodontologen skal nu bestemme, hvor i tandrækken de enkelte tænder er placeret. Tandmorfologien er sådan, at hver tand har sine kendetegn, så ligesom et puslespil, hvor brikkerne kun passer et sted, stykkes kæberne sammen til en helhed. Overkæben for sig, og underkæben for sig. Fig. 2.6.4 og Fig. 2.6.5.

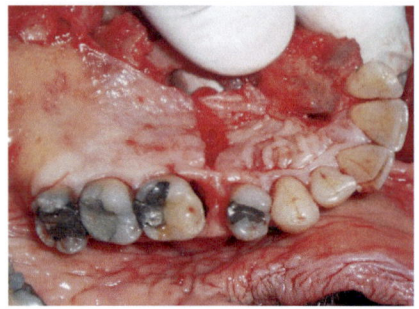 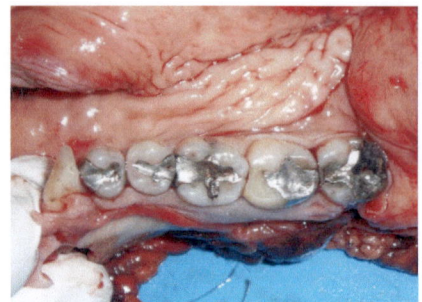

Fig. 2.6.4   Fig. 2.6.5

Når puslespillet er samlet, og alt er registreret i de officielle skemaer, er der ofte enkelttænder, som mangler. De kan simpelthen ikke findes, men det er en vigtig oplysning at finde ud af, om de er mistet før eller efter selvmordet.

Når oplysningerne når ud til pressen, og politiet efterlyser savnede personer, lykkes det næsten altid at finde antemortem data på den person, som har begået selvmord.

I det aktuelle tilfælde lykkedes det politiet i løbet af få dage at indsamle journaler og røntgenbilleder, som kunne give identiteten på den afdøde. Ofte ved hjælp fra familie, venner og bekendte.

Røntgenbilleder kan afsløre helt unikke detaljer, og en meget speciel morfologi af en tands rødder kan være et meget sikkert indicium på identiteten. Fig. 2.6.6 og Fig. 2.6.7. Røntgenbilleder er en del af journalen og skal også gemmes i 10 år efter sidste besøg hos tandlægen!

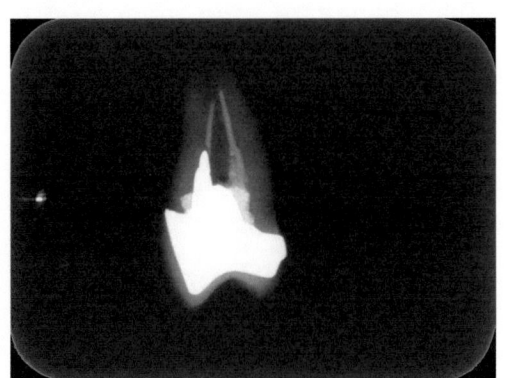
Fig. 2.6.6

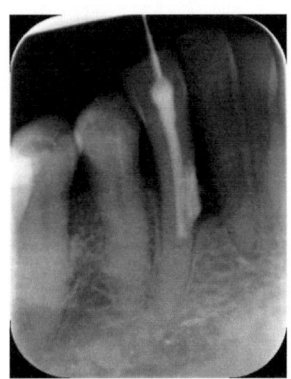
Fig. 2.6.7

Selvmord i Danmark!

I Danmark registreres der ca. 600 selvmord om året. Det er et fald i antallet siden 1980, hvor der var ca. 1600 selvmord. Der er flere, der dør ved selvmord, end der dør i trafikken. Mænd begår hyppigere selvmord end kvinder, og blandt ældre bruger mænd ofte hængning, skydning og andre absolutte metoder, hvor kvinder oftere bruger medicin. Selvmord foretages uden tanke for de efterladte og de professioner, som ofte kommer i berøring med folk, der har begået selvmord. Togførere, Falck-reddere og politi vil ofte blive meget berørt personligt. Det kan ligefrem være traumatisk, også selvom man ikke kendte afdøde. At kaste sig ud foran et tog på en propfyldt banegård med mange børn synes jeg er en meget brutal måde mod sine omgivelser at begå selvmord på.

De efterladte vil ofte reagere med chok og en følelse af uvirkelighed og afmagt. Der kan optræde skamfølelse, sorg, smerte, fortvivlelse og savn. Desuden en følelse af svigt og selvbebrejdelser samt i nogle tilfælde vrede mod afdøde, mod systemet, mod Gud. Omvendt kan der også være lettelse, hvis afdøde har lavet flere forudgående selvmordsforsøg, og der har været års pinefulde lidelser og angst for familien.

Spørgsmålet "hvorfor" stilles igen og igen af de efterladte. Der må da være en grund!! Kendte man bare grunden til selvmordet, så kunne man måske bedre forstå det. Det kunne måske gøre det lettere at håndtere de svære følelser. Dog gælder det, at der næsten aldrig er én klar grund til et selvmord, men at det snarere er et samspil af mange forskellige årsager og påvirkninger.

Statistikken viser, at der sker en stigning i antallet af selvmord efter 75-års-alderen, især hos mænd. Det er mit indtryk, at ensomhed er en medvirkende årsag til dette. Mænd, der bliver alene, er ofte ringere til at beskæftige sig selv end kvinder. De har et mindre netværk, og deres job har betydet meget for deres selvopfattelse og identitet. Livet bliver på en måde meningsløst for mange mænd i den alder. Ofte er familien der ikke, og de har ingen kontakt med omgivelserne.

Ensomhed

For en del år siden havde jeg en rutinemæssig identifikationssag, der kan belyse dette. En enligt boende mand var blevet bragt til Retsmedicinsk Institut for identifikation. Han var fundet i sit hjem, men var gået helt i opløsning. Han var blevet fundet ved, at et postbud syntes, at der lugtede tiltagende dårligt ud ad brevsprækken, når han afleverede reklamer og anden post. Desuden klagede en underbo over, at der var kommet en fedtplet omkring lysekronen i lejligheden direkte under. Man kontaktede viceværten, der fik lukket op til lejligheden, og fandt beboeren død. Han havde efter retsmedicinerens vurdering ligget død i 3 måneder. Han havde sine børn i byen. De boede kun få hundrede meter fra afdøde, men havde åbenlyst ingen kontakt. Ovenstående er måske og desværre et billede på en uheldig samfundsudvikling, hvor man ikke kerer sig om sine ældre, hverken familien eller det offentlige.

3.1 Mordet i Marslev

Marslev er en lille fredelig og hyggelig landsby med omkring 1000 indbyggere. Naboerne besøger hinanden og drikker en kop kaffe sammen. Fredag aften havde den 68-årige K.N. haft besøg af sin nabo; de drak en kop kaffe sammen, og naboen forlod hende kl. 20.30. Naboen er den sidste, der har set den 68-årige kvinde i live.

Naboen har nøgle til K.N.'s hus og dagen efter undrede hun sig over, at der var slået en rude ind i bagdøren til huset. Huset var ellers tyverisikret. Hun alarmerede politiet og låste sig herefter selv ind i huset, hvor hele underetagen var rodet igennem med åbnede skabe og skuffer. Nu anede hun uråd og tilkaldte en mandlig bekendt, og sammen gik de op på førstesalen. Manden åbnede døren, og der ventede ham et forfærdeligt syn. K.N. lå i sin seng, kvalt og mishandlet på det groveste, også seksuelt. Han lukkede straks døren til igen, og de ringede til politiet igen. Obduktionen viste, at dødsårsagen var kvælning. Forinden var K.N. blevet mishandlet seksuelt og slået med et stumpt instrument i hovedet og på brystet, både før og efter dødens indtræden.

Politiets teori var, at det enten var et seksual- eller rovmord, men de kunne ikke i starten se, om noget var stjålet. K.N. var kendt for ikke at ligge inde med mange kontanter. Politiet var ud fra måden, indbruddet var foregået på, overbevist om, at det var begået af en lokalkendt. Det nøjagtige drabstidspunkt havde man svært ved at fastslå nøjagtigt, men da kvinden sidst var set i live kl. 20.30 og blev fundet næste formiddag, så måtte det jo være sket i nattens løb. Lyset var tændt i hele huset, så mordet måtte være sket, mens det var mørkt. Obduktionen skønnede tidspunktet til kl. 04.00 om morgenen.

Jeg blev tilkaldt under obduktionen, da man havde observeret mange bidemærker på offerets krop, hals, bryster og arme, Fig. 3.1.1. Identifikationen havde ikke voldt problemer, men jeg fandt noget interessant. Fig. 3.1.2 viser et tydeligt bidemærke i den ene arm, som afslører, at morderen havde et mellemrum mellem fortænderne i overkæben og et lidt mindre mellemrum mellem fortænderne i underkæben. Det er statistisk set meget usædvanligt.

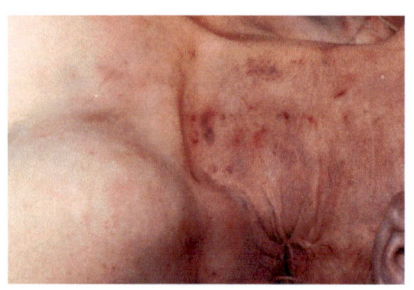
Fig. 3.1.1

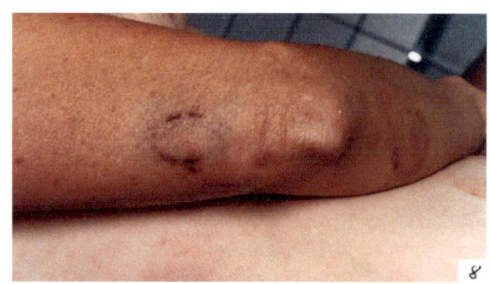
Fig. 3.1.2

Det lykkedes at finde en norsk videnskabelig undersøgelse, som havde påvist, at det var en tilstand, man fandt hos ca. 1/20.000. Der er stor ensartethed i de skandinaviske lande, så den oplysning kunne umiddelbart bruges. Nu vidste politiet, at man skulle søge en person, formentlig en mand, med mellemrum mellem tænderne, hvilket man offentliggjorde. Bidemærkerne førte politiet på sporet af en mistænkt. Man forsøgte at træffe ham hjemme og på arbejdspladsen, men han var ikke til stede.

Morderen kom ind i huset ved at slå en bagrude itu og stikke armen ind og dreje vrideren i låsen.

K.N. var blevet enke 4 år tidligere og havde boet alene på landejendommen siden mandens død. Politiet gik nu i gang med et stort afhøringsarbejde, men ingen havde umiddelbart set nogen forlade ejendommen. Politiet fandt ud af, at hendes lille grønne pengekasse manglede; ingen ved, hvor meget den indeholdt. Senere dukkede der blodplettet tøj op i en container på en rasteplads, og vidner havde set en sort kassebil på rastepladsen om morgenen.

Efterhånden som indicierne tårnede sig op, og aviserne skrev om mordet, mærkede den 20-årige morder, at jorden brændte under ham, og meldte sig selv til Odense politi.

Han forklarede at han havde drukket tæt og først næste morgen havde opdaget blodet på sit tøj. Han kunne intet huske, dog erindrede han, at han havde slået en rude ind hos K.N., hvorved han havde skåret sig. Han gik i bad, skiftede tøj og lagde det blodplettede tøj i blød. Herefter var han gået til havnefest i Kerteminde sammen med en ven, som han overnattede hos. Han forklarede, at han først opdagede, at det måtte være ham, da han læste om den uhyggelige hændelse i avisen. Ved grundlovsforhøret huskede han endvidere, at han havde en grøn pengekasse med i bilen.

Der er kun ca. 1000 indbyggere i Marslev, og mellemrum mellem tænderne både i over- og underkæben optræder med en hyppighed på 1/20.000, så han burde være den eneste i en meget stor radius, i hvert fald rent statistisk. Den formodede drabsmand blev bragt til min tandklinik og fik taget aftryk af overkæbe og underkæbe som bevis på, at han kunne være den skyldige. Den mistænkte havde som forventet mellemrum mellem de midterste tænder både i overkæben og i underkæben.

Mangel på disse mellemrum kunne have frikendt ham – hvilket også er en vigtig detalje.

3.2 Mordet i Kværs – den næsten perfekte forbrydelse!

Omstrukturering i politiet var ifølge kriminalkommissær og souschef på rejseholdet Kurt Kragh årsagen til, at man i rejseholdet pludselig kunne kigge på gamle, henlagte sager. En kvinde, S.J., var af sin søster blevet meldt savnet den 23. august 2002 efter at have været væk i 3 uger. Hun var alkohol- og hashmisbruger og levede i misbrugermiljøet i Sønderborg. Samleveren havde sidst set hende den 31. juli 2002. En efterlysning i aviser og på tv havde givet vidneudsagn om, at hun var set helt frem til efteråret 2003. Politiets teori var derfor, at hun blot havde valgt at leve et omflakkende liv, men at hun fortsat var i live. Rejseholdet begynder at genopfriske sagen og gennemgår alle de tidligere rapporter i kronologisk rækkefølge. Under afhøringerne havde man flere gange fat i en af S.J.'s bekendte, som boede i Kværs, og som hun jævnligt havde overnattet hos. Det var nu snart halvandet år siden, S.J. forsvandt, uden at man var kommet en opklaring nærmere. En forudsætning for at lave en intensiv mordefterforskning er jo, at man har et lig.

Rejseholdet besøgte huset i Kværs og fik lov af de nye ejere til at kigge sig omkring. Her var der en, som fik en lys ide. Bag huset var der en gammel mergelgrav og nogle små vandhuller. Kurt Kragh allierede sig med beredskabstjenesten, og man gik i gang med at tømme mergelgraven. Efter et par timers arbejde kunne man pludselig skimte en fod, og senere var man ikke i tvivl om, at der lå et lig i mergelgraven. Nu begyndte man at udspekulere planer om, hvordan liget kunne bjerges uskadt. Senere ankom retsmedicineren fra Odense for at bistå med arbejdet. Det viste sig, at liget var bundet fast til 2 havefliser om benene og en om brystet. Efter et forsigtigt frigørelsesarbejde blev liget på den fremstillede båre fragtet til Retsmedicinsk Institut i Odense. Det blev hen under aften, inden man ankom til Odense, og jeg blev ringet op ved 22.30-tiden. Man havde en hasteidentifikation, da man mente, der var tale om et mord.

Ved ankomsten til instituttet var der en hektisk, anspændt stemning. Det høje adrenalinniveau kunne tydeligt mærkes både på rejseholdets folk, kriminalpolitiets teknikere fra Kolding, retsmedicineren og andre på stuen. Efter at være klædt om i "beskyttelsesdragt" gik jeg i gang med arbejdet, assisteret af sektionsbetjenten. Liget var anbragt på lejet med de omtalte cementplader bundet fast til kroppen og benene. Fig. 3.2.1.

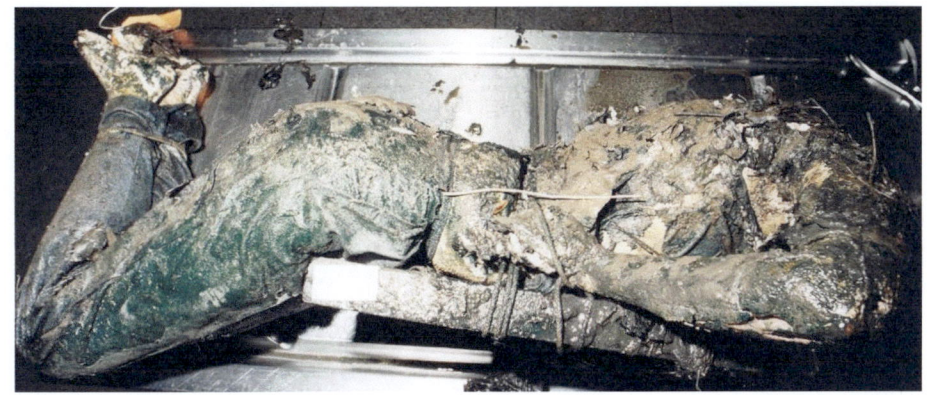

Fig. 3.2.1

Jeg startede med at skabe overblik over kæber og tænder. Herefter foretog jeg en systematisk registrering fra øre til øre af henholdsvis overkæbe og underkæbe. Da alle detaljer var nedfældet og arbejdspapiret færdigt, stod politiet klar med journalmateriale på den savnede S.J., som var indhentet tidligere. Jeg trak mig tilbage til et afsides hjørne og begyndte en minutiøs sammenligning af data tand for tand. Der var ingen uoverensstemmelser og rigeligt med data til at fastslå, at den døde var identisk med S.J. Der bredte sig en euforisk stemning i lokalet – nu havde man et lig og tydelige tegn på mord.

Omgående blev der ringet til politiet i Sønderborg, som blev bedt om straks at køre ud og anholde den mistænkte mandlige bekendt, som havde boet i huset i Kværs ved siden af mergelgraven. Han havde været i søgelyset længe, men uden lig var det op ad bakke.

Jeg bruger lidt tid på "small talk" for at få euforien ud af kroppen, og da jeg er på vej ud ad døren, kalder sektionsbetjenten på mig. Han har lige fjernet cementflisen fra brystet og bemærker, at begge brystvorter er væk. Da han viser mig defekterne, er jeg ikke i tvivl om, at det er bideskader, Fig. 3.2.2. Hvis de var frembragt ved slid af cementen på en buet overflade, ville de give et rundt hul, desuden var de flossede i kanterne og havde den karakteristiske rombefacon som efter et menneskebid. Fig. 3.2.3 viser det højre bryst.

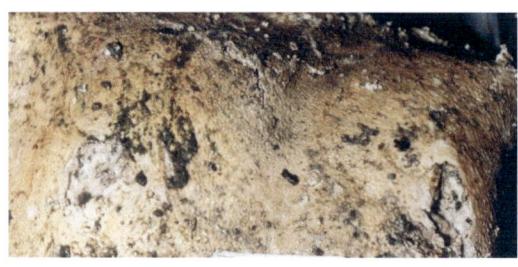
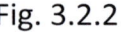
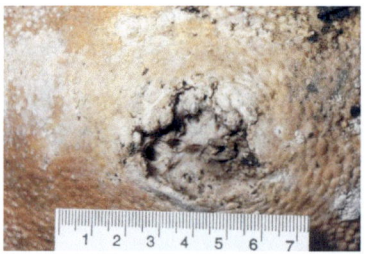

Fig. 3.2.2   Fig. 3.2.3

Vi samlede beslutningstagerne og forhørte os, om det var noget, vi skulle gå videre med. Det blev besluttet, at jeg skulle finde ud af, hvad jeg kunne, og da klokken nu var blevet midnat, enedes vi om, at jeg kom igen dagen efter med de nødvendige hjælpemidler og aftryksmateriale.

Dagen efter udfærdigede jeg den officielle rapport til politimesteren, hvor jeg fastslog identiteten på afdøde. Jeg havde fået en flink kvindelig tandtekniker til at lægge bryst til, så vi kunne få lavet en aftrykssske i en vellignende form. Udstyret med aftryksskeer og gummiaftryksmateriale fra tandklinikken ankom jeg igen til Instituttet. Jeg pakkede de allerdybeste dele af defekterne med fint cellstof og tog herefter mine aftryk. Fig. 3.2.4 og Fig. 3.2.5.

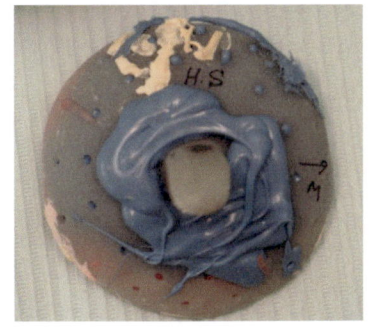
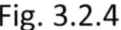
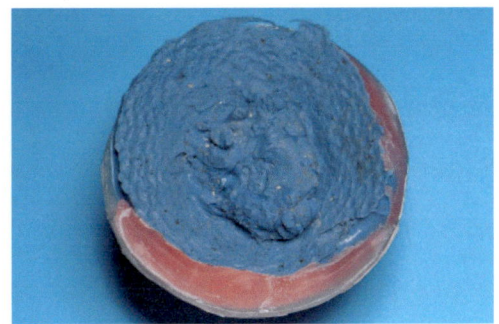

Fig. 3.2.4   Fig. 3.2.5

Aftrykkene blev støbt i gips Fig. 3.2.6, og der blev lavet små plastafstøbninger af aftrykket Fig. 3.2.7.

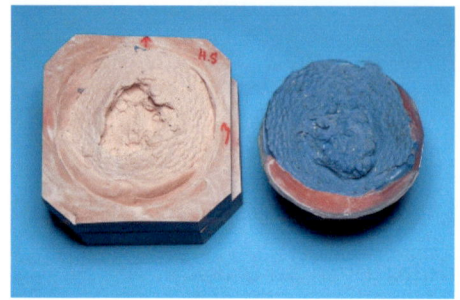

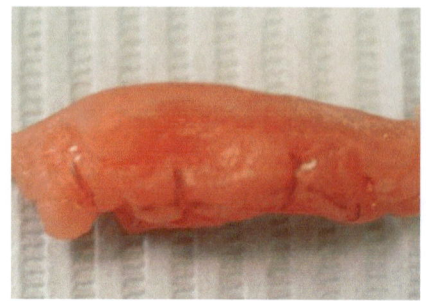

Fig. 3.2.6 Fig. 3.2.7

Den makroskopiske form af defekten lignede helt klart den rombeform, som en bidedefekt har. Desuden kunne der ses aftryk af 4 fortænder (2)1+1,2 i de fabrikerede modeller. Tænderne, især den store og den lille fortand i venstre side var uden defekter. Et stort problem ved denne form for undersøgelser er den lange tid, som liget har ligget i mergelgraven, ca. 1,5 år. Det giver anledning til deformationer i huden og underhuden, nogle steder skrumper det meget og andre steder lidt. Mange detaljer går tabt. Det var spændende, hvad en sammenligning med morderens tænder ville afsløre.

Jeg fik en model af overkæben ved politiets hjælp, Fig. 3.2.8, så jeg kunne begynde min sammenligning. Bemærk defekten i den lille venstre fortand, det knækkede hjørne.

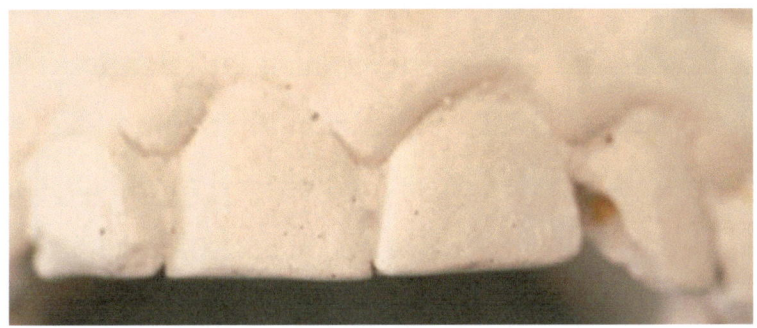

Fig. 3.2.8

Flere steder passede modellen perfekt i defekterne i huden, Fig. 3.2.9, andre steder kunne man se, hvor skrumpningerne var, og huden var deformeret, Fig. 3.2.10.

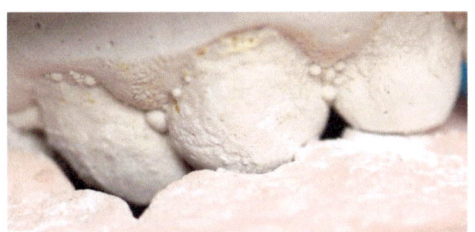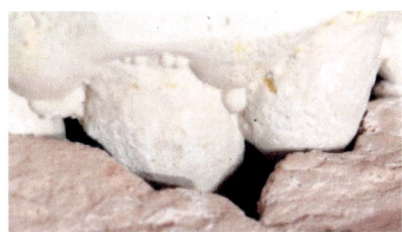

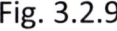

Fig. 3.2.9   Fig. 3.2.10

Hvad tænderne angik, var der et alvorligt problem. Den lille fortand i venstre side af overkæben manglede et hjørne. Det manglede ikke på aftrykket på liget. Det var 1,5 år siden, så spørgsmålet var, om tanden var intakt på det tidspunkt, hvor mordet blev begået – ellers havde man fat i den forkerte. Jeg kontaktede kriminalpolitiet og fik dem til at afhøre den sigtede igen vedrørende hans tidligere tandlæger og tandbehandling samt indhente journalmateriale fra de angivne tandlæger. Efter et grundigt politiarbejde lykkedes det at finde frem til, at den omtalte fyldning var lavet i 1999 og knækket i 2003 – den var altså intakt i 2002, da mordet blev begået!

Konklusionen var, at bidmærkerne var fra et menneske, og at der intet var, som talte imod, at det kunne være tiltalte.

Her må man også være opmærksom på den helt afgørende detalje, at min konklusion kunne være, at det ikke kunne være ham. Heldigvis kom politiet helt til bunds i hans tandlægebesøg og fik fremskaffet det relevante materiale, så alle brikker faldt på plads.

Det var tæt på det perfekte drab. Den anholdte tilstod ikke. Pressen bragte yderligere oplysninger frem om den tidligere landbrugsmedhjælper, som den myrdede havde mødt på et værtshus og havde et forhold til.

Kort før sin død havde den afdøde været i forbindelse med sin bank for at overføre penge til den sigtede landbrugsmedhjælper.

Ved et nævningeting i Sønderborg skulle man nu tage stilling til anklagen, som lød på mord, formentlig ved kvælning, og usømmelig omgang med lig. Anklageren førte kun 2 vidner, retsmedicineren og retsodontologen. Retsmedicineren kunne påvise, at dødsårsagen formentlig var kvælning. Jeg påviste tandsporene. I retten fortalte den sigtede, at "jeg blev så rasende, at det snurrede i mine fingre og krop. To gange tog jeg hende om halsen, men da hun sparkede mig i skridtet, løftede jeg hende op og smed hende ud i køkkenet, hvor hun ramte håndvasken. Jeg blev desperat, da jeg opdagede, at hun var død, men det var ikke min mening at dræbe hende."

Han blev kendt skyldig og idømt 12 års fængsel på de tekniske beviser.

3.3 Escortpige-med flere mord på samvittigheden!

Mandag den 22. november 1999 gjorde hjemmehjælperen et uhyggeligt fund, da hun låste sig ind til den 82-årige pensionist i Søndersø. Klienten finder hun med en pude over ansigtet og halsen skåret over. Politiet finder ret hurtigt frem til en escortpige, som den dræbte har haft besøg af, og en 32-årig mandlig bekendt fra Kerteminde. Begge bliver den 1. december anholdt og sigtet for rovmord begået natten mellem den 21. og 22. november. Under afhøringerne ville politiet gerne snakke med kvindens ægtefælle, men han var sporløst forsvundet. Nu gik man lidt hårdere til den tiltalte kvinde, og herunder fik politiet en ide om, hvor man skulle søge efter ham.

Odense politi kontakter kollegaerne i Svendborg, og fredag den 10. december finder man gravet ned under husets terrassefliser liget af en mand. Kvinden har pludselig været meget snakkesalig og har udpeget, hvor politiet skulle grave. Naboerne fortæller, at kvinden havde fortalt, at ægtemanden boede på et hjem i København. De havde aldrig set ham. Den 46-årige ægtemand var lam i den ene del af kroppen og sad i kørestol.

Det lille parcelhus i Skårup var omgivet af et 2 meter højt plankeværk med pigtråd på toppen, og her boede hun sammen med en 35-årig mand fra Nordjylland. Naboerne syntes, han virkede lidt skør, især da han satte ild til kvindens carport. Senere, da han blev tiltalt for flere brandstiftelser, blufærdighedskrænkelser og røveri, kom det ikke bag på naboerne. De husker ligeledes, at parret fik frygtelig travlt med at lægge fliser i haven, da politiet havde været der første gang for at afhøre dem.

Selv om liget af den formodede ægtemand havde ligget 2 år gravet ned i haven under terrassefliserne i Skårup, så kunne retsmedicinerne med stor sikkerhed fastslå, at han var blevet kvalt. Det kunne tyde på, at de 2 mord var næsten identiske.

Den 10. december bliver jeg anmodet af politimesteren om at identificere et lig, man har fundet under nogle terrassefliser i haven til et parcelhus i Skårup. Man har allerede en mistanke om, at det er kvindens ægtemand, som hun har løjet forsvundet til København. Journalmaterialet på ægtemanden, herunder røntgenbilleder, ligger således klar, da jeg har foretaget den nøjagtige registrering af tandforholdene på liget. Alt passer, og der er ingen uoverensstemmelser. Liget er således identisk med kvindens 46-årige ægtemand.

Det kan konstateres, at 5 tænder er mistet efter dødens indtræden, men de er ikke til stede i nærheden af liget. At konstatere, at tænder er mistet efter dødens indtræden, kan gøres ved at konstatere, at der ikke er sket nogen heling af knoglen i den tomme alveole, som tanden er faldet ud af. Al heling stopper naturligvis med dødens indtræden.

I det aktuelle tilfælde havde der været en bro fra hjørnetanden i højre side til den store fortand i venstre side – altså dækkende 4 tænder. Tandstubben efter hjørnetanden står stadig i kæben, men er knækket. Brotanden har været cementeret fast til stubben af hjørnetanden. Hullet efter fortanden er tomt. Der er således foretaget en aktiv handling for at fjerne guldbroen efter dødens indtræden.

Retten dømmer senere kvinden og de 2 mænd for mordene, og desuden dømmes kvinden og den seneste samlever for ligskænding.

Motivet til alle ugerningerne er penge.

Likvidation i underverdenen?

En 49-årig mand bliver den 14. april 1992 meldt savnet af sin samlever. Han er sidst set i live den 24. marts 1992. Hans bil er også efterlyst. Politiet finder hans bil, en Opel Kadett, ved Nyborg Færgehavn den 30. april. Da der ikke er noget usædvanligt i bilen, betragter politiet det som en almindelig eftersøgning af en forsvunden person. Da man ikke finder ham indenfor en rimelig tid, sender man hans data, herunder tanddata, ind til politiets eftersøgningstjeneste.

Den 18. januar 1998 fandt et jagtselskab nogle dele fra et skelet i en mose udenfor Odense. Jægeren troede i første omgang, at det var kraniet af et rådyr. En læge, som var med i jagtselskabet, kunne se, at det var menneskeknogler, og politiet blev underrettet. Hele området blev nu gravet igennem og jorden siet. Politiet havde i 1997 gravet ca. 100 meter fra området, idet der gik rygter i narkokredse om, at den savnede person, som var kendt fra narkomiljøet, var blevet likvideret og begravet i området. Dengang fandt man dog ikke noget.

Politiet kunne konstatere, at personen var blevet skudt, men man ønskede ikke at oplyse yderligere. Jeg blev tilkaldt den 21. januar 1998, og jeg fik præsenteret en hel underkæbe og det meste af overkæben, Fig. 3.4.1. En af tænderne var rodbehandlet og blev udtaget til røntgenfoto, Fig. 3.4.2.

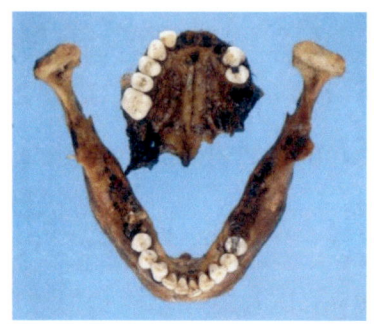

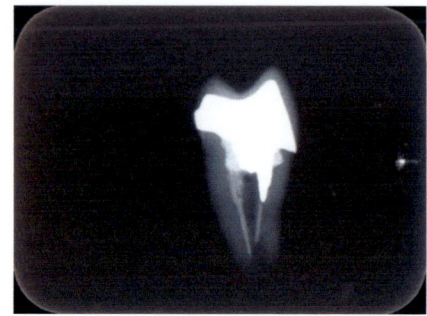

Fig. 3.4.1   Fig. 3.4.2

Materialet modtaget fra 1992 fra Politiets Eftersøgningstjeneste indeholdt en nøjagtig beskrivelse af tandsættet på den savnede. Materialet var udarbejdet og underskrevet af lektor Jan Jacobsen, der var leder af retsodontologien på Københavns Tandlægeskole på det tidspunkt. Der var flere røntgenbilleder, dels billeder af begge kæber ved sammenbid af begge sider, Fig. 3.4.3 og Fig. 3.4.4,

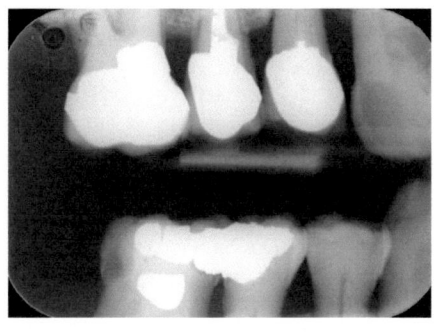 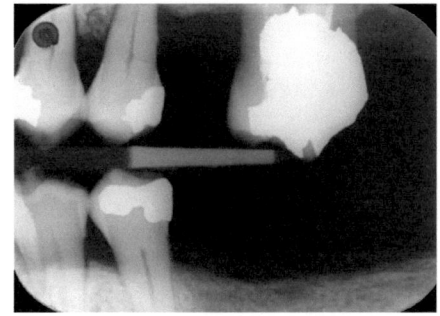

Fig. 3.4.3   Fig. 3.4.4

og dels røntgenfilm af højre og venstre overkæbe, Fig. 3.4.5 samt Fig. 3.4.6.

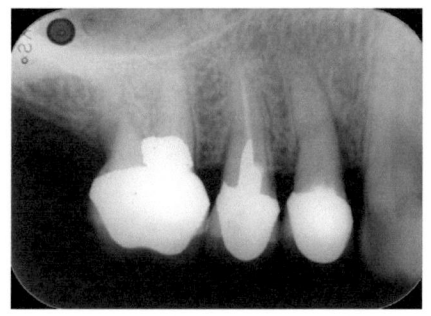 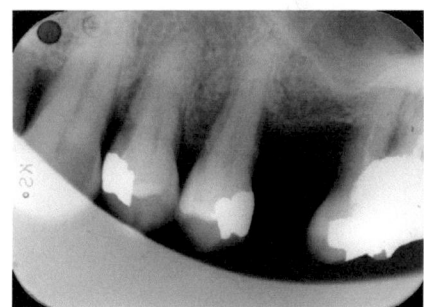

Fig. 3.4.5   Fig. 3.4.6

Der foretages en minutiøs optegnelse af alle data. Alderen på forsvindingstidspunktet skønnes at være ca. 45-50 år. Skønnet foretages på grundlag af mængde fyldninger, store arbejder, paradentosestatus samt slid.

De indsamlede data sammenlignes med data fremsendt fra Politiets Eftersøgningstjeneste, og der er fuldstændig overensstemmelse mellem dem. Den rodbehandlede tand findes også rodbehandlet og anført både i journalen og på røntgenbilledet. En meget karakteristisk detalje er guldstiftens størrelse og form.

Alderen på den savnede var 49 år på forsvindingstidspunktet, og han var kendt i narkokredse. Efter at han var blevet identificeret, kom det frem, at han havde været i fængsel i 1 år og 9 måneder for narkohandel. Desuden havde han været anholdt i Norge sigtet for narkoforbrydelser. Politiet indrømmede også, at han var meddeler for politiet. Dette gav næring til rygter om, at det var en likvidation foretaget af en narkobagmand.

Han blev meldt savnet i 1992 og blev fundet og identificeret i 1998.

Gerningsmændene er aldrig blevet fundet.

3.5 Misrøgt og mobning

I Sønderjylland udspillede der sig i 2011 en sag om ufattelig vold mod en lille dreng. Sagen var egentlig startet i Kolding, hvor moderen boede. Flere gange havde venner og en læge henvendt sig til Kolding kommune for at fortælle, at der var problemer i familien, men tilsyneladende uden at der skete noget effektivt i sagen. Moderen fandt en ny ven, og de besluttede at flytte til Tønder kommune i Sønderjylland. Papirerne fra Kolding kom aldrig med til Tønder. Den 18. juli 2011, 14 dage efter flytningen, blev den lille 15 måneder gamle dreng tæsket til døde i hjemmet. Moderens og stedfaderens hjem var blevet et misbrugerhjem med bl.a. hash og amfetaminmisbrug. Stedfaderen var lige løsladt fra en fængselsdom på 9 måneders fængsel for vold og ulovlig våbenbesiddelse.

I retten blev parret sigtet for "vold af særlig rå og farlig karakter", og af retsmedicinerens erklæring fremgik det, at offeret havde væskeophobninger i hjernen samt brud på kraniet og nakken. Desuden var der utallige mærker på huden over det meste af kroppen.

Jeg blev tilkaldt på grund af tandskader og mærker på kroppen. Jeg kunne konstatere, at der var en mælketand, som var slået ud, svarende til højre fortand i overkæben. Slaget havde været så voldsomt, at hele den forreste knoglevæg var revet med. Desuden var der adskillige bidemærker på kroppen, både nye og gamle. Der var tale om såvel børnebid som voksenbid, både friske og 2-3 uger gamle bidemærker. Der var ingen karakteristika i mærkerne, hvilket kunne tyde på, at der var bidt gennem stof. Fig. 3.5.1. og Fig. 3.5.2

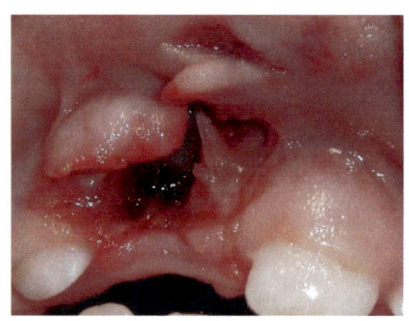 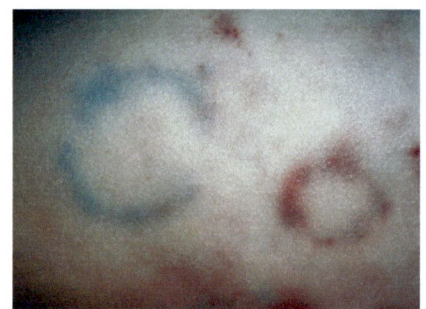

Fig. 3.5.1   Fig. 3.5.2

3.6 Børnemishandling!

Børnemishandling har tidligere næsten udelukkende omfattet fysiske overgreb på børn. I de senere år har man dog udvidet begrebet, så man i dag opererer med 4 former for overgreb på børn, nemlig: fysisk mishandling, psykisk mishandling, seksuelle overgreb samt vanrøgt.

Fysisk mishandling er ikke et enkelt slag over fingrene, men grov vold, f.eks. slag med genstande, spark, brændemærker og kvælertag, der medfører skade eller risiko for skade. Psykisk mishandling er gentagen mobning, nedrakning eller afvisning af barnet. De voksne fortæller børnene, at de er værdiløse, og truer børnene med at blive smidt ud hjemmefra. Vanrøgt er en systematisk mangel på sikring af barnets basale behov for mad, tøj, hygiejne og omsorg.

Man har forsøgt at sætte tal på, og det skønnes i en rapport fra Socialforskningsinstituttet fra 2010, at der er 5,6 % af en årgang, som har været udsat for fysisk vold, 22,7 % har oplevet psykisk mishandling, 1,2 % seksuelle overgreb, og 14,9 % har været udsat for vanrøgt. Det er jo store tal, der er tale om, især for psykisk mishandling og vanrøgt. Psykisk mishandling, især vedvarende psykiske overgreb, er en sikker metode til at ødelægge et barns selvværd og styre det ind i en destruktiv og negativ livsbane.

Børnemishandling i hjemmet er en meget stor og svær opgave for sundhedssektoren og de sociale myndigheder i kommunerne. Den aparte adfærd hos de voksne har vidtrækkende konsekvenser for børn og unge. Man har kunnet iagttage en række udviklingsforstyrrelser, der påvirkede deres kognitive, sociale og følelsesmæssige udvikling. Ligeledes er der iagttaget posttraumatiske stressreaktioner og selvmordsovervejelser.

De forældre, der udsætter deres børn for de forskellige former for mishandling, kan naturligvis straffes, og man kan jo slet ikke fatte, at man kan være så følelsesmæssigt afstumpet, at man kan foretage disse handlinger.

4.0 ID-kommission og massekatastrofer

I tidens løb har tandlæger deltaget i flere store katastrofer for at identificere ofrene. Der har bl.a. været flyulykken i Kastrup i 1948, hvor 22 omkom, og pyromanbranden i 1973 på Hotel Hafnia i København, hvor 35 omkom. Gerningsmanden blev senere fundet og idømt forvaring. Flystyrtet i Dubai i 1972 med 112 dødsofre samt branden ombord på Scandinavian Star i 1990, hvor 159 døde, og den altødelæggende tsunami i 2004, der dræbte 225.000 mennesker i elleve lande. Mindst 50 danskere omkom under ferie i Thailand!

I 1972 var et fly af typen Caravelle fra Sterling Airways på vej hjem fra Sri Lanka med feriegæster for rejsebureauet Tjæreborg. På vejen mod Kastrup skulle flyet tanke op i Dubai. Flyet har en alt for lav indflyvningshøjde og ramler ind i en bjergkæde i 600 meters højde. Hvad årsagen er til, at piloten fløj så lavt, vides ikke med sikkerhed, men det var meget dårligt vejr i området. Måske har der også været tale om manglende opdatering af flyplaner, fejllæsning eller fejl ved radaren.

ID-beredskabet består af et team med politi, retsmedicinere og retsodontologer. Den mindste gruppe består således af 3 personer, og det er politiet, der leder gruppen. Ved den slags store ulykker etableres der et "hjemmehold" til at indsamle de formodede ofres tandjournaler og andre lægelige oplysninger. Desuden et "udehold", som indsamler oplysninger på stedet. Herved etablerer man så et sæt af "antemortem" og "postmortem" data, som man skal have til at passe sammen. Arbejdet med selve identifikationen foretages af hjemmeholdet.

Tidligere foregik dette arbejde manuelt, men katastrofer med mange tusinde ofre har gjort, at dansk politi og danske tandlæger sammen med Interpol har udviklet et Edb-baseret system, Disaster Victim Identification, kaldet DVI, hvor man kan koble antemortem og postmortem data. Systemet er udviklet af Plassdata, et dansk software firma, som har udviklet elektroniske journalsystemer til tandlægeklinikker. Systemet rummer ikke kun tanddata, men også andre kendetegn som modermærker, ar, tatoveringer, tøj og andre karakteristika. Det udviklede system vil gøre arbejdet betydeligt enklere og gøre det muligt at foretage en hurtigere grovsortering. Man skal dog huske på, at en computer ikke kan oversætte fra en journal. Såfremt der er lavet en simpel menneskelig fejlskrivning i journalen, så skal der stadig specialister til at foretage den endelige sammenligning og vurdering.

Ideen til oprettelsen af Interpol blev grundlagt i 1914 ved en konference i Monaco, hvor man diskuterede, hvordan man bedst kunne komme den internationale, grænseoverskridende kriminalitet til livs. Der deltog 24 lande i konferencen. I 1923 blev

Interpol – the International Criminal Police Organization – dannet i Wien, og i dag er der 190 medlemslande, heriblandt Danmark.

Efterskrift

Jeg får tit spørgsmålet fra mine kollegaer: Hvordan kan du klare at se på alle de lig? Det er ikke et let spørgsmål at svare på. Jeg er grundlæggende et retskaffent menneske og har flere jurister i familien, en dommer og advokater; måske er det kimen til, at jeg sætter pris på retsprincipperne i dette land. Vi skal kende sandheden, hvis der er en mulighed for det. Jeg yder mit bidrag ved disse undersøgelser. I starten var det ikke let. Der er en modbydelig lugt på en sektionsstue. Den lugt forlader aldrig en, men sidder i ens duft-"memory card" hele livet. Jeg tror, det er værre for os, der kun kommer på stuerne en gang imellem. Måske kan man vænne sig til det ved daglig omgang med det. Det er dog velkendt, at de gamle patologer ofte klarede duften ved at tænde en stor cigar under sektionen. Selve det at opholde sig på en sektionsstue er også en langsom tilvænningsproces, men ikke så svær som lugten. De ansatte har et professionelt forhold til det og behandler de døde med respekt. Man fjerner organerne og undersøger alt, men når undersøgelsen er afsluttet, lægges alle indvolde og organer tilbage, og der sys sammen. Alt med værdighed. Der er en god og sober tone på stuen, og alle er koncentreret om arbejdet. Vi har I fællesskab en opgave at løse.

Det er svært at sige, men måske får man også selv en øjenåbner i forhold til døden og den dagligdag, man lever i. Man oplever jo megen elendighed. Folk har været vitale og glade, da de rejste af sted på en ferie, men kommer hjem i en kiste. Grib dagen og lad være med at lade små trakasserier tage over i hverdagen.

Døden er stadig tabubelagt! Det er svært at acceptere og tale om, at livet er et kort øjeblik i universet, men man må acceptere det og satse på livet med endnu større energi og tolerance overfor sine medmennesker!

Jeg tror, at man klarer opgaven på grund af en professionel distance og især, fordi der ikke er følelser i spil.

Jeg vil slutte af med et af Piet Heins gruk:

Husk at elske

Mens du tør det

Husk at leve

Mens du gør det